メンタルトレーニングの思考法

こどもからシルバー、そしてトレーナーまで！
コンディショニングとトレーニングに生かす精神論ゼロの脳波的メンタル術

住友大我

推薦の言葉

著者の住友大我氏とのお付き合いは脳力開発トレーニング協会を設立して以来ですからかれこれ20年近くになります。几帳面な性格ですので多方面にわたりいろいろ調査してくれて、協会は何の問題も起こさずに過ごして来ました。

脳力開発トレーニングは文字通り脳の力を高める練習ですが、具体的には主としてメンタルトレーニングを意味し、どのような思い方をしても自由ですが、できるだけ明るく肯定的に思う方が脳の力も発揮できますし、その後の気分もいいので成功する確率も高くなります。しかし状況によっては明るく肯定的に思えないこともありますので、そのような時にこそ真価を発揮するのがメンタルタルトレーニングなのです。具体的には明るく肯定的に思う反射の形成です。反射ですから、日常の生活の中での繰り返しの実践が必要です。具体的には本書を参考にして下さい。

私の場合はタイに行くので健康診断を受けたら大腸にこぶし大ほどの癌がで

きていて即入院手術しないと余命６か月と言われてしまいましたが予定変更ができないので帰国後の入院手術を予約して出かけました。運よくタイでは癌を治す心霊療法の達人に施術してもらい、帰国後は少林寺気功法で癌治療を受け、自分ではサイモントン療法のイメージトレーニングを行った後に入院手術したら、こぶし大ほどの癌が壊死していたのです。抗がん剤も処方せずに７年ほど元気で生きています。メンタルトレーニングの成果ですね。

志賀 一雅

志賀一雅（しが・かずまさ）
工学博士・ＭＷＴプログラム総合監修者
１９６１年電気通信大学卒業後、松下技研に勤務。東京大学工学部計数工学科研究員を兼務しながら、脳波研究に没頭。83年脳力開発研究所設立。パソコンを利用した脳波分析装置を開発し、大学や企業の研究所へ提供、高い評価を得る。２００８・２００９年文部科学省より委託を受け「専門学校教職員、学生のためのメンタルヘルス・脳力開発プログラム」を開発、総合監修。著書多数。２０１１年３月に米国ＨＨＳ（米国保険社会福祉省）大統領諮問機関より、長年にわたる脳波とメンタルトレーニングの研究、実践に対しGOLD AWARD（金賞）を授与される。

はじめに

メンタルトレーニングと呼ばれるものを学び始めた２００５年。そのメンタルトレーニングは、どうやら脳波の研究にもとづくものとのことで、同時に脳波も学び始めた当時。メンタル関連の仕事に興味があったわけでも、メンタル面の課題を抱えていたわけでもなく、脳波に関してはまったくの白紙状態でした。

大学の専攻も政治経済（経営）学で、心理学の授業（メンタルトレーニングと言えば心理学が関連しています）も友人に誘われて受けてみたものの、「科学というより文学だな（当時は文学部の授業でしたが）」と思って途中退席したくらい、この分野からは遠いところで生きていました。ただし、脳の話は好きで、当時から関連本をよく読んでいたことは覚えています。

そんな自分が、気づけばメンタルトレーナー歴17～18年（仕事としては２００６年

〜）。学校の授業でもメンタルトレーニングを教え、単位認定までしてきたわけですから、めぐり合わせとは不思議なものです。

正直なところ、メンタルトレーニングや脳波に対する興味・関心が変化したのかを尋ねられると、よく分かりませんが、そこは理性的に、自分の役割と認識して引き受けています。

ここまで読み進めて、では、なぜこの分野に足を踏み入れたの？と思われている人もいらっしゃるかも知れませんが、答えは単純で、とてもお世話になった人に誘われたから。その人と一緒に仕事をすることを選んだ結果、それがたまたまトレーナーだったというだけの話です。残念ながら、その人と仕事をともにする時間は、ごく短い間に終わりを迎えましたが、その後も、この仕事を通じて素晴らしい出会いを得られていることには心から感謝しています。

そういう事情もあり、メンタルトレーナーのような特殊な職業を続けることに対して、私が抱えていた（いる）最大の課題は、モチベーションの維持にありました。また、メンタルトレーニングに興味を持てない人の気持ちもよく分かるため、その人たちにも耳を傾けてもらうには、どうすれば良いか―これも私にとっては避けて通れないテーマでした。そのような苦闘を経て（?）獲得してきたメンタルトレーニングに対する理解を、実践的な内容に絞ってまとめたのが本書です。

ところどころ、メンタルトレーニングと関連があるようなないような、雑駁なコラムも挿入していますが、そちらの方が、本来の私の興味・関心に近いものであることを宣言しておきます。

さて、これからメンタルトレーニングの長い話が続きますが、この分野が好きな人はもちろん、なんとなく読み始めてしまったという昔の私のような人にも役立つ内容を提供できれば幸いです。

住友　大我

目次

第六章　メンタルウェルネストレーニング応用編 …… 151

第七章 ポジティブ回路を強化

第八章　脳波

第一章

MWTとは？

Mental Wellness Training

メンタルウェルネストレーニング（MWT：mental wellness training）は、自己恒常性開発プログラム（SRP：self regulation program）という１９８０年代にスタートしたプログラムのアップデート版です。２００８年、文部科学省委託事業「専修学校教育重点支援プラン」に採用され、『学生の心の健康を増進し学習意欲の向上をはかる「メンタルヘルストレーニング」の導入と実践』というプロジェクトを担当したのを機に、新たな名称のＭＷＴに生まれ変わりました。

ＭＷＴの最重要テーマは、「脳力」という脳の働き方の反射を形成することにあります。健康や意欲向上なども、「脳力」を発揮すれば、おのずと実現するものと考えているため、殊更に健康を意識したことをするわけでもなく、無理やり意欲を高めることをするわけでもなく、気分よくトレーニングを継続すれば、結果は後からついてくるというスタンスがメンタルトレーニングらしさであり、ＭＷＴらしさであると言えるでしょう。

したがって、生活習慣への取り入れやすさを大事な要素と考えています。理解しやすく、実践しやすく、続けやすい。だから効果も出やすい。本書を読み終えるころには、

	精神衛生（メンタルヘルス）	MWT（メンタルトレーニング）
使用方法	ハイリスクアプローチ	ポピュレーションアプローチ
実施形態	他律型	自律型
対象人数	対個人・個別事例	対団体・個人使用
所要時間	長時間（60分など）	短時間（3分など）
実施頻度	週1回程度	自分次第

（表1）MWTの特徴

ＭＷＴが日々の暮らしに根ざしたトレーニングであることを実感できていると思います。

ＭＷＴの特徴

ＭＷＴ（メンタルトレーニング）の特徴を理解するために、精神衛生（メンタルヘルス）との比較から説明を始めましょう（表１）。

◎使用方法

精神衛生分野では、具体的な症状を持つ高リスク層に対して、その症状を緩和するためにおこなう「ハイリスクアプローチ」が一般的だと思います。不具合があるという意味では、対症療法的なアプローチと捉えた方が分かりやすいかも知れません。対症療法の辞書的な意味は、「病気の原因に対してではなく、その時の症状を軽減するために行われる治療法。痛みに鎮痛剤を与えるなど」。

ＭＷＴの主な使い方は、予防法的な「ポピュレーションアプローチ」であるため、事前に実践しておくことで問題の発生を防ぐ、延いては問題自体を減らすという考え方が基本になっています。ハイリスクアプローチとポピュレーションアプローチについては、コラム①を参照してください。

◎実施形態

精神衛生分野では、医師やカウンセラーなど専門家の存在が不可欠です。また、治療であれカウンセリングであれ、患者やクライアント単独では進められないことも含めて「他律型」という表現を使いました。二人三脚型、寄り添い型と言い替えても良いかも知れません。

ＭＷＴは、あくまでもトレーニングですので、学び始めの段階ではトレーナーなどに教えを乞うこともありますが、基本的には、みずからの実践を通じて効果を出す方法です。継続的な指導を仰ぐ場合でも、当事者が主体的に動かない限り何も生まれない点から「自律型」という表現を使いました。

◎対象人数

「使用方法」でも述べた通り、精神衛生分野では、個別の症状に対するアプローチが中心になると思います。同じような症状を示していても、一人ひとりの状態が完全に一致することはない、よって、対応も変えていく必要があるという意味から「対個人」そして「個別事例」という表現にしました。こちらも、二人三脚型、寄り添い型と言い替えられるところでしょう。

ＭＷＴの対象人数に制限はありません。一対一の個別対応はもちろん、授業、セミナー、チームなどで、大規模の参加者が同時に実践することも可能です（「対団体」）。大勢が同時に実践する場合はガイドとなる音声が必要ですが、それは録音したものでも構わないため、指導者本人がリアルタイムに関わる必要もないと言えます（が、その場合はトレーニングの意義や方法などをしっかりと伝えるようにしてください）。

また、メンタルに関わる課題というのは、仮にそれを抱えていることを自覚していたとしても、なかなか打ち明けにくい面があると思います。もちろん、勇気を出して相談して気持ちを共有できれば、解決への糸口になりますが、それを二回三回と繰り返すことに困難を感じる人もいるでしょう。そもそも、打ち明けた気持ちを受け止めてもらえるかどうかも不透明ですしね。その点、「自律型」のＭＷＴは、自分が取り組めば自分に効果が返ってくるのが大きな利点と考えられます（個人使用）。

まとめると、多くの人が同時に実践できる「対団体」と、自律型という実施形態から導かれる「個人使用」が、対象人数におけるＭＷＴの特徴です。

◎所要時間

所要時間は色々なケースが想定されるため、単純化してあらわすのは無理があるかも知れませんが、一回一回しっかりと問診やカウンセリングをするのであれば、それなりの時間が必要でしょう。そこで、あくまでも一つのケースとして、精神衛生分野を区切りの良い「60分」にしました（「長時間」）。ここで重要なのは、それなりの時間がかかることです。

ＭＷＴの場合は、先ほども紹介した「文部科学省委託事業」をきっかけにリニューアルしたため、授業前などの短時間でも実践できることを重視して、一回あたり「３分」の目安でプログラムを作り直しました（「短時間」）。したがって、プログラム通りにトレーニングをする場合は数分、トレーニングが身につけば呼吸調整の数秒など、いずれにしても短い時間で実践できるように設計してあります。

もちろん、ＭＷＴでも、じっくりと話を聞いたり説明をしたりする場合は、それ相応の時間をかけます。

◎実施頻度

こちらも色々なパターンがある中で精神衛生分野を「週１回程度」としたのは、医師やカウンセラーなど専門家のもとへ通うとなると、それくらいの頻度であろうという理由からです。

ＭＷＴは、自分が実践すれば良いわけですから、たとえば、通学中や通勤中、行列待ちの間など、スマホを取り出して暇つぶしをする代わりにトレーニングをすることもできます（「自分次第」）。もちろん、日課として同じ時間に取り組むのも効果的です。

自力で心身の調子を整えるＭＷＴ

ここまで、ＭＷＴの特徴を明確化するために精神衛生との比較をしてきましたが、お気づきの通り、それぞれの役割があるだけです。精神衛生のアプローチが、これまでも、これからも、多くの人を支えるために有益であることは疑いようもありません。そこに、ＭＷＴを始めとしたメンタルトレーニングのアプローチが加わると、もう一つの可能性が広がるであろうという話でした。

最後に、ここまでの内容を踏まえてＭＷＴの特徴をまとめておくと、時間や場所を選ばず、短時間の個人的な実践で、メンタル面への予防的な対策もできるという感じになると思います。この方法を身につければ、ふとした瞬間の脳の反応が変わり、ストレスを生まないばかりか、物事の捉え方が前向きに変化している自分にも気づくことでしょう。

コラム① ハイリスクアプローチとポピュレーションアプローチ

ハイリスクアプローチ（ハイリスク戦略）とは、高血圧の集団に対して栄養指導や運動指導をしたり、血圧を下げる薬を処方したりというように、リスクが高い層（ハイリスク層）に対策を施すことです。

ポピュレーションアプローチ（ポピュレーション戦略）とは、ジャンクフードの広告に規制をかけたり、食品に使われる塩分量を減らしたりするなど、ハイリ

	低血圧	中血圧	高血圧
該当する人数	100人	800人	100人
10年後の脳卒中リスク	20%	50%	80%
10年後の発症数	20件	400件	80件

（表2）数字は説明のためにあてはめた仮のもの

スク層に限らず集団全体のリスクを下げるために取られる対策のことです。

ここで、脳卒中のリスクという観点から、ハイリスクアプローチとポピュレーションアプローチの違いを説明してみましょう。参考文献は、イチロー・カワチ「命の格差は止められるか　ハーバード日本人教授の、世界が注目する授業」です。

脳卒中に限らず、病気のリスクは、ある区切りの数値を越えると突然増えるわけではないため、高血圧グループのようなハイリスク層を作り、そこに対して集中的な対策を施すことが効果的かどうかは、それほど明確ではないと言われています。

たとえば（表2）のように、10年後に合計500人の脳卒中患者が発生するとしても、最も多くの発症者を生み出しているのは、高血圧グループ（ハイリスク層）ではなく正常値の範囲内にある中血圧グループです。なぜかと言えば、そもそもの該当人数が最多だからですよね。

高血圧グループの脳卒中リスクは確かに高いとはいえ、該当する人数が少ないわけですから発症数そのものも少なくなるのに対して、中血圧グループのリスクは並ですが、もともとの人数が多いため発症数も多くなります（また、低血圧グループでもゼロリスクではありません）。

ハイリスクアプローチの陥りがちな罠は、大きな効果を出そうと判定基準を下げて高リスク層（患者）を増やし、治療数を増やすことを〝最適な〟対策と勘違いしてしまう点にあるようです。しかし、（表2）で見た通り、実際の発症数は中血圧グループに多いわけですから、ハイリスクアプローチとは、該当者一人ひとりへのインパクト（利益）は大きいとしても、社会全体への影響は小さい方法であると言うことができます。

それに対してポピュレーションアプローチは、一人ひとりへの効果は小さいとしても、その小さな変化が積み重なることで、社会全体に大きな成果（医療費の低下など）を生み出し得る方法と言うことができるでしょう。

ただし、両アプローチは補完関係にあるため、実際には、両者を上手に組み合わせた働きかけが重要になります。それでも、病気の多くが、必ずしも高リスク層から発生するわけではないことを踏まえると、自分の健康を管理するのは、他の誰でもなく、やはり自分自身であることが分かるのではないでしょうか。

《メンタルトレーナーを目指す人へ①》主役はトレーニング

メンタルヘルスにとっては、健康か不健康かという「状態（のグラデーション）」が重要であり、一方のメンタルトレーニングにとっては、トレーニングに臨む「態度」が重要であると解釈しています。やる気のないトレーニングが無意味とは思いませんが、メンタルトレーニングの主役がトレーニングである以上、主体的かつ前向きに取り組む方が効果的なのは間違いありません。したがって、トレーニングへの動機づけ＝クライアントのモチベーションアップがトレーナーとしての最初の勝負ポイントであり、知識だけでは補えないという意味でも差がつきやすい課題と言えるでしょう。

これから「メンタルトレーナーを目指す人へ」の中で、トレーナーの視点から有益と思われる考え方などをまとめていきます。

第二章

脳の働き＝脳力

Mental Wellness Training

ＭＷＴは、脳波の研究にもとづくトレーニングであると紹介しました。脳波とは、脳に生じる電気活動のことであり、よって、脳の状態を反映するものであることから、脳波を測りながらトレーニングをすれば、その間の脳の状態を可視化することができます。また、メンタルの状態と脳の状態は関連しているため、脳のコンディションを整えることはメンタルのコンディションを整えることにもつながる、ゆえにＭＷＴは──メンタルのトレーニングではあるものの──脳のトレーニングでもあると言えるわけです。

そうした脳の働きを「**脳力**（のうりょく）」と名づけ、脳力を発揮するための方法を体系化したものがＭＷＴです。

脳の働きとは生命活動そのものであり、その機能は多岐にわたります。そのため、それらの働きを細分化して一つ一つの機能にフォーカスすることは、メンタルトレーニングを過剰に煩雑化してしまうことになりかねません。そこで、ＭＷＴでは、脳の働きをトレーニングに必要十分な三つに分け、それぞれを**脳力**①②③と呼ぶことにしました。この章では、その脳力について説明します。

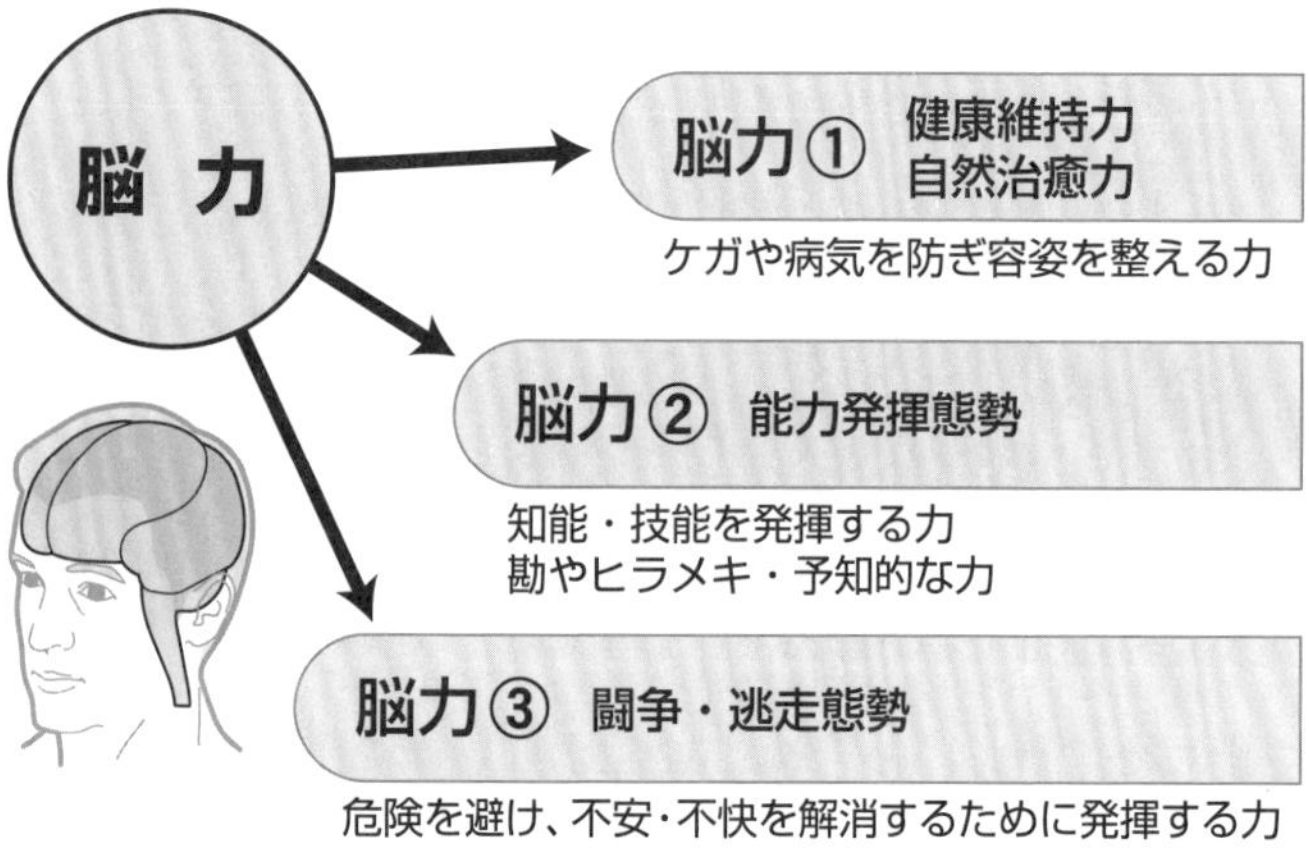

（図1）三つの脳力

三つの脳力

◎脳力①　健康維持力・自然治癒力

脳力①は、ケガや病気を防ぎ容姿を整える力「健康維持力・自然治癒力」です。

ヒトは生命体ですから、脳の働きとしては生きることが最優先されます。そこに直結するのが脳力①で、ここでの健康には、身と心の健康、メンタルヘルスも含まれるところがポイントです。「健全なる精神は健全なる肉体に宿る」（逆もしかり）という心身一如の考え方とも共通した、心身両面を健康に保つための脳力が「健康維持力」であると理解してください。

ただし、時には体調を崩したり、気持ちが落ち込んだりする日もあるはずです。それ自体は自然なこととして受け入れるしかないとしても、それが頻繁に起こる、長期間にわたるとなると、心身ともに苦しい思いをすることが増えてしまいます。そうしたバランスの崩れを一時的なものに止め、平衡状態に戻そうとする脳力が「自然治癒力」です。**脳力①**が発揮されれば、風邪を引かずに健康でいられる（風邪を引いても回復が早い）、ケガや病気をせずに元気でいられる（ケガや病気をしても治りが早い）、精神的に落ち込むことなく前向きでいられる（落ち込んでも切り替えや立ち直りが早い）等々の脳力が発揮されやすくなります。

図1に書かれている「容姿を整える力」にも触れておくと、不健康なほど太ったり痩せたりしなくなるとか、健康的で若々しい見た目になることをあらわしています。MWTは行動に向かうモチベーション（動機）も高まりやすくなるトレーニングですので、健康な状態を維持できるように意識的・無意識的行動が生まれ（生活習慣が変わるなど）、結果的に容姿が整いやすくなるという意味が込められています。

◎脳力②　能力発揮態勢

脳力②は、知能・技能を発揮する力、勘やヒラメキ・予知的な力「能力発揮態勢」です。

記憶力や集中力を高めて「知能（知識）や技能（技術）」を身につけやすくするのも重要なことですが、それらを必要な場面で使えなければ、宝の持ち腐れどころか、実質的には何も持っていないのと同じことになってしまいます。当然、望ましい結果を出しにくくなりますから、知能や技能を発揮しやすくするための準備も欠かせません。

「勘やヒラメキ」に関しては、色々な説明の仕方が考えられるところですが、たとえば、新しい環境や変化が激しい環境に身を置いた場面を想像してください。そのような環境では、どれだけ準備を整えても想定外のことが起こり得るもので、なかなか思い通りには進まないと思います。したがって、そういう場面でも柔軟かつ臨機応変に対応して、最適とは言えないまでも、せめて自分が納得できる行動を取りやすくするためには、ある程度の勘やヒラメキが必要になるはずです。また、科学では未解明の能力も、現象としては実在している可能性があるため、それらのことも含めて「予知的な力」と表現しています。

脳力①健康維持力・自然治癒力、脳力②能力発揮態勢は、基本的に一セットで働くものと考えていますが、脳力③闘争・逃走態勢の役割は、それらとは少し異なります。

◎脳力③ 闘争・逃走態勢

脳力③は、危険を避けて不安・不快を解消するために発揮する力「闘争・逃走態勢」です。いわゆる fight or flight response のことで、この場合の「力」とは主に骨格筋の筋力をあらわしています。

筋力を発揮する、要するに、ものすごいパワーを発揮するための脳の働きですが、たとえば、危険な場面に遭遇した時、あれこれ考えることに時間をかけていると、大きなケガをするか、最悪の場合は命を落とすことにもなりかねません。そういう場面では、身の安全を最優先に、素早く覚醒度を高めてその場から逃げるか、それが間に合わなければ、被害を最小限に抑えるために闘うべきだと思うのですが、「逃げる」とか「闘う」とか、この説明は何を想定しているのでしょうか？

その答えは、サバンナでの生活と言われています。

ヒトがサバンナに暮らしていた頃、天敵に遭遇した場面で発揮されていた脳力のようですが、多くの現代人にとって、この意味での脳力を使うことは稀ではないでしょうか。天敵から襲われる可能性はおろか、そもそも天敵が誰なのか（何なのか）もイマイチ判然としません（すぐに思いつく人は、それに対するストレス反応として日々発揮されている脳力とも考えられます）。

あえて、サバンナの状況に近い場面を想定すると、なんとなく身の危険を感じながら夜道を歩いている時とかになるでしょう。ここで重要なのは、たとえ勘違いだったとしても、そう感じた瞬間に**脳力**③が発揮されてしまうことです。もちろん、そのおかげで危険な場所や人を避けられる利点もありますが（「不安を解消するために発揮する力」）。

それから、暑い・寒いなどの不快感。暑いと感じるから、涼しい場所に移動しようという欲求が生まれて熱中症などを防ぐことにつながり、寒いと感じるから、温かさを求める行動が低体温症などを防ぐことにつながります。また、空腹感・満腹感に関しても、血糖値の上がり下がりなどが意識化された結果と言うことができるでしょう（「不快を解消するために発揮する力」）。

先ほど、**脳力①②**と**脳力③**では、役割が少し異なると説明しました。もちろん、**脳力①②**と同じように、**脳力③**にも生きるために欠かせない大事な役割があります。ただし、**脳力③**が強くなると、**脳力①健康維持力・自然治癒力**が後回しにされて、心身の調子を崩すことも増えるでしょう。また、**脳力③**はストレス状態でもあるため、集中力の低下から小さなミスが増えたり、思考力の低下からおかしな判断を下したりする可能性も高まり、結果として、**脳力②能力発揮態勢**が阻害される場面も増えるかも知れません。

したがって、**脳力①②**を先行させ、**脳力③**を必要最小限に抑えるのが、ＭＷＴの目指す方向性と言えるわけです。

コラム② 生活環境の影響

「脳力」とは、もともと備わっている脳の働きですから、肝心なのは、それをきちんと発揮できるかどうかです。脳力①②はもちろん、脳力③も大事な機能であり、よって、それらのバランスを整えることが重要と考えられます。

一人の現代人として、私も日々快適に変化する生活環境に順化してしまい、まだまだ残る不便を不満に思う時もありますが、その一方、これだけ便利なものが増えれば、ヒトとしての機能、その中でも特に身体の機能が低下するのも必然と感じる自分がいます。今さら生活環境を後戻りさせられるわけではないとはいえ、脳と身体は不可分の関係にありますから、身体を（これ以上）疎かにするのは「脳力」という観点からも望ましいことではないでしょう。

ＭＷＴでも、身体の状態変化を活用しながら脳とメンタルにアプローチしますが、心の状態が身体にあらわれたり、身体の状態が心にあらわれたりすることを踏まえれば、コラム③で説明するビジョントレーニングを含めた身体へのアプローチは、メンタルにも少なからぬ影響を与えるはずです。身体への刺激を極端に減少させることがもたらす影響についても、もう少し敏感になる必要があるように思います。

コラム③　ビジョントレーニング

ビジョントレーニングとは、MWTと同様、メンタルウェルネストレーニング協会が指導者育成に力を入れているトレーニングの一つです。日本語に訳すとビジョン＝視覚（機能）となるため、ビジョン≒目のトレーニングと理解している人もいらっしゃるようですが、その解釈では、意味を狭く捉えすぎていると思います。

「外部から入力された刺激や情報を、脳で認知～判断し、どう正しく出力するかのサイクルをトレーニングすること」。簡単に言えば、入力～思考（処理）～出力のサイクル全体をトレーニングすること、これがメンタルウェルネストレーニング協会におけるビジョントレーニングの捉え方ですが、メンタルトレーニングもしくは心理学の文脈では、ABC理論を例に出す方が分かりやすいかも知れません。

したがって、ビジョントレーニングとは、目のトレーニングというよりも、脳のトレーニングという方が正確で、そこがMWTと共通している点です。

メンタルウェルネストレーニング協会では、MWTとビジョントレーニングを継続的に実践するためのフランチャイズ教室（ウェルネストレーニング教室）も運営していて、その指導方針は次のようなものです。

1. 身体の経験を通じた学びを重視します

脳は身体の一部であり、身体の経験が増えるほど、脳の発達が促進されます。その結果、自分を取り巻く世界とも、自信を持って接することが出来るようになります。

2. 安全な環境で「危ない」への認識力を高めます

一見「危ない」行動をとる理由は、身体=脳がその刺激を欲しているからです。それを安全に経験することで、たくましく生きるための土台を構築します。

3. 自らのやる気=内発的動機を優先します

決められたプログラムを消化するのではなく、その時々で内発的に求めることを優先します。それが、一人ひとりにとっての最適な学びとなり、成長への最短距離となります。

気づかれた人もいらっしゃるでしょうか。ここには、身体を通じて脳を鍛えるという考え方が反映されています。脳を育むには身体を通じた刺激が不可欠であり、だからこそ、「身体を（これ以上）疎かにするのは、脳力という観点からも望ましいことではない」と書いたわけです。

この考え方を広げていくと、身体のコンディションを整えることが脳のコンディションを整えることにつながり、脳のコンディションを整えることがメンタルのコンディションを整えることにつながる。したがって、身体の状態もメンタルの状態を大きく左右することが分かると思います。

コラム④　メンタルトレーニング

宇宙とメンタルトレーニング

スポーツ分野のメンタルトレーニングが宇宙飛行士の養成訓練から応用されたというのは、よく知られた話です。

地球人にとって最も異質な環境は、地球外の宇宙空間だと思います。仮に宇宙でパニックを起こした時の緊急度は、地球内の比ではありません。そのため、一九五〇年代のソビエト連邦（旧ソ連）で、宇宙飛行士を対象とした緊張・不安などを解消するための心理的自己統制トレーニング（自己コントロール法）が開発されました。

そのトレーニングを、アスリート用とコーチ用に体系化して組織的に指導したのが、スポーツ分野におけるメンタルトレーニングの起こりと言われています。

なお、この分野の現在のトップランナーはアメリカ合衆国で、その理由はNASAにおける研究が進んでいるからとのこと。宇宙との深い関係は、今でも変わらないというところでしょうか。

ここで、メンタルトレーニングの定義を紹介しておきます（一九九七年、国際メンタルトレーニング学会）。

「身体的な部分に関わらない全てのトレーニングであり、ピークパフォーマンスとウェルネスを導くための準備。スポーツのパフォーマンスや人生を向上させるための、ポジティブな態度、考え、集中力、メンタル、感情などを育成、教育することが中心である」。

ＭＷＴにあてはめると、脳力①と②を導くための準備と、それらを向上させるための、身体部分を除いた全トレーニングという感じでしょうか。

オリンピックとメンタルトレーニング

一九五七年、旧ソ連が国家プロジェクトとして、トップアスリートに対する心理面の強化を目的としたトレーニングを開始します。その成果は、一九六〇年ローマ五輪におけるメダル獲得数にあらわれました…と一般的には言われているのですが、それほど明確ではない気もします（一九五二年からの増加は顕著です）（表3・4・5）。

順位	国・地域	金	銀	銅	合計
1	ソビエト連邦	43	29	31	103
2	アメリカ合衆国	34	21	16	71
3	イタリア	13	10	13	36
4	東西統一ドイツ	12	19	11	42
8	日本	4	7	7	18

(表3) 1960年 (夏季) イタリア：ローマ五輪メダル獲得ランキング

順位	国・地域	金	銀	銅	合計
1	ソビエト連邦	37	29	32	98
2	アメリカ合衆国	32	25	17	74
3	オーストラリア	13	8	14	35
4	ハンガリー	9	10	7	26
10	日本	4	10	5	19

(表4) 1956年 (夏季) オーストラリア：メルボルン五輪メダル獲得ランキング

順位	国・地域	金	銀	銅	合計
1	アメリカ合衆国	40	19	17	76
2	ソビエト連邦	22	30	19	71
3	ハンガリー	16	10	16	42
4	スウェーデン	12	13	10	35
5	イタリア	8	9	4	21

(表5) 1952年 (夏季) フィンランド：ヘルシンキ五輪メダル獲得ランキング

順位	国・地域	金	銀	銅	合計
1	ソビエト連邦	49	41	35	125
2	東ドイツ	40	25	25	90
3	アメリカ合衆国	34	35	25	94
4	西ドイツ	10	12	17	39
5	日本	9	6	10	25

（表6）1976年（夏季）カナダ：モントリオール五輪メダル獲得ランキング

順位	国・地域	金	銀	銅	合計
1	ソビエト連邦	50	27	22	99
2	アメリカ合衆国	33	31	30	94
3	東ドイツ	20	23	23	66
4	西ドイツ	13	11	16	40
5	日本	13	8	8	29

（表7）1972年（夏季）西ドイツ：ミュンヘン五輪メダル獲得ランキング

その後、一九七〇年代～一九八〇年代にかけて、同様のトレーニングが東欧諸国に広がり、一九七六年モントリオール五輪におけるメダル獲得数の増加に大きく貢献しました（表6・7）【※1】。

【※1】こちらは東ドイツの変化が明確ですが、ただし、アフリカ二二か国が人種隔離政策（アパルトヘイト）に関わる問題で、また、中国が台湾に関わる問題で、大会をボイコットしています。

順位	国・地域	金	銀	銅	合計
1	アメリカ合衆国	83	61	30	174
2	ルーマニア	20	16	17	53
3	西ドイツ	17	19	23	59
4	中国	15	8	9	32
7	日本	10	8	14	32

（表8）1984年（夏季）アメリカ合衆国：ロサンゼルス五輪メダル獲得ランキング

順位	国・地域	金	銀	銅	合計
1	ソビエト連邦	80	69	46	195
2	東ドイツ	47	37	42	126
3	ブルガリア	8	16	17	41
4	キューバ	8	7	5	20
5	イタリア	8	3	4	15

（表9）1980年（夏季）ソビエト連邦：モスクワ五輪メダル獲得ランキング

一九八〇年代に入ると、西側諸国でもアスリートの強化・育成に向けたメンタルトレーニングが導入されます。一例として、一九八二年、アメリカ五輪委員会が、メンタルトレーニングを専門としたスポーツ心理学者を各競技団体に一名ずつ派遣する「エリート・アスリート・プロジェクト」を開始します。このプロジェクトの成果は、一九八四年ロサンゼルス五輪における大躍進にあらわれました（表8）【※2】。

【※2】ただし、モスクワ五輪もロサンゼルス五輪も、冷戦の影響から多くの国が大会をボイコットしたため単純な比較はできません。一九七六年（表6）との比較は多少参考になるでしょうか。

政治問題が絡んでいるため分かりにくいところはありますが、こうして見ると、パフォーマンス発揮に対するメンタルトレーニングの貢献度がメダル獲得数という形であらわれているようにも思います。

余談ですが、オリンピック憲章には次のような記載があります。

「オリンピック競技大会は、個人種目または団体種目での選手間の競争であり、国家間の競争ではない。」（第1章）

「IOCとOCGCは国ごとの世界ランキングを作成してはならない。」（第57条）。

どうやら、公式に国別メダル獲得ランキング表を作成するのはNGみたいですね。

閑話休題。話を日本に移すと、一九六〇年ローマ五輪の頃から「あがり」の防止を中心としたメンタルトレーニング研究が始まっていたようですが、指導現場の理解や協力が、なかなか得られなかったとのこと。その理由は、日本の伝統として（？）精神の強化はハードトレーニングの過程で身につくという、いわゆる根性論が支配的だったからと言われています。

その根性論を乗り越えるために開発されたのが、このコラムの冒頭で紹介した旧ソ連版のメンタルトレーニングだったわけですが、一九六四年の東京五輪における「東洋の魔女」の登場（スパルタトレーニングの代名詞的存在）、スポコンアニメや漫画の普及など、耐えて強くなることの美学が先行してしまった影響もあるかも知れません。今日でも、過剰な期待から「自我の支えが魂の重荷になる」（河合隼雄）と表現される状態に追い込んで、選手の自立と成長を阻害している事実はありますから、メンタリティー的にはあまり変わらないのかなという気もします。

メンタルトレーニングの近況について触れておくと、根性論を越えた先にポジティブシンキングが生まれ、ただし、それは認知の変容、簡単に言えば「良い気分になるという意味での気持ちの切り替え」には有効だが、モチベーションやパフォーマンスの向上には必ずしも寄与しないことが分かってきました。そこで、内発的モチベーション（コラム⑫参照）を高めるのはもちろんのこと、それをいかに持続させてパフォーマンスアップにつなげるかという段階にトレーニングの主流は移ってきているようです。

《メンタルトレーナーを目指す人へ②》実力を発揮できない？

「実力を発揮できなかった」―このような発言を見かけることがありますが、それはポテンシャル（可能性としての能力）を最大限に発揮できなかったという意味では正しいとしても、実際には単なる言いわけにすぎません。ブックスマートとストリートスマートの違いで説明されることもありますが、環境や状況に左右されるとすれば、少なくとも今はそういうレベルにあることが示されただけで、実力が高まるにしたがって条件を選ばなくなるのが本当のところだろうと思います。

心技体を含めた総合力が「実力」であると捉えて、その時々の結果に「実力」はきちんと反映されていると考える方が発展的ではないでしょうか。

第三章

脳力と意識の関係

Mental
Wellness
Training

脳の働き＝脳力を①②③にまとめた上で、脳力①②を先行させ、脳力③を必要最小限に抑えるのがＭＷＴの目指す方向性という話をしました。では、どうすれば、それが実現できるのか？　第三章では、脳力と意識の関係から、この問題を考えてみようと思います。

脳の三層構造

まずは、ＭＷＴに関連する内容に絞って脳の構造を説明します（図２）。

◎脳幹

人間の脳は階層構造をしていて、下層・中層・上層に分けた場合、下層にあるのが「脳幹」です。脳幹は「生命体として生きる」ための機能を担っています。

狭義の脳幹には「中脳・橋・延髄」が含まれ、呼吸や心拍の中枢があります。広義の

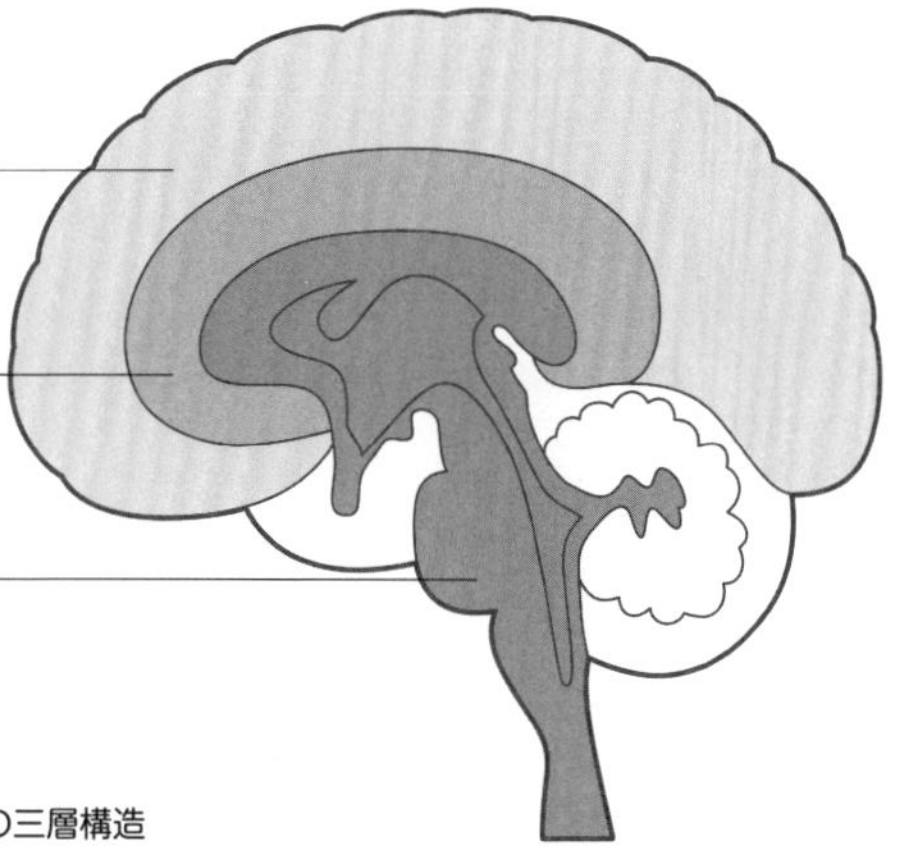

（図2）脳の三層構造

脳幹には「間脳（視床・視床下部・松果体・下垂体）」が加わるため、いわゆる三大欲求（食欲・性欲・睡眠欲）や体内時計の中枢が含まれます。しかも、これらの機能は本能として発揮されるため、心臓は「○動く（×動かす）」ものであり、三大欲求は「○高まる（×高める）」ものであるのも特徴の一つです。唯一の例外である呼吸だけは「する」ことができるため、自律機能の意識的な調整にも活用できます。まとめると、（地球環境に適応しながら）生存するための機能と、子孫を残すための機能に特化した脳が「脳幹」と言えるでしょう。

◎大脳辺縁系

階層構造の中層に位置するのが「大脳辺縁系」です。ここにも色々な機能が含まれていますが、シンプルにあらわすと「本能的な感情（情動）を司る」部分で、線条体（尾状核・被殻）や淡蒼球からなる大脳基底核（筋緊張の調整など運動調節に関わる）を包むように存在しています。

本能的な感情を言い替えると、快・不快もしくは安心・不安のことですが、では、どのような時にそれらの感情が生じるのかと言えば、キーワードは「繰り返し」です。「繰り返している」ことには快・安心を感じやすく、「繰り返していない」ことには不快・不安を感じやすい。なぜなら、過去に同じ状況を経験して生き延びたからこそ、今ここに自分がいる。したがって、「繰り返している」ことは、命を落とさない程度には安全であり、だから安心→快というロジックですね。

動物の行動を観察していると、来る日も来る日も同じことを繰り返しながら、常に初めて経験するかのような様子で遊んでいる時がありませんか？この辺りにも、人間とは異なる優位脳の特徴があらわれていると思いますが、具体的には、大脳新皮質の機能を理解した後で検討してみると分かりやすいかも知れません。

大脳辺縁系には（新しい）記憶の入り口である「海馬」があります。海馬に情報が入力される際、海馬の先にある「扁桃体」が同時に活性化すると不安・不快な感情と結びついた記憶になるようですが、先ほどの話と組み合わせると、「繰り返していない」未知の経験ほど不安や不快を感じやすい、つまり扁桃体が活性化しやすいということです。そのおかげで、むやみやたらとリスキーな行動を取らずに済むのは、もちろん重要なことだとは思います。

でも、このままでは不安・不快な記憶が増えるばかりですし、新しいことを避けようとすれば、経験値が上がらず、人間らしい…と表現して良いのかどうか分かりませんが、地球環境を破壊するほどの開拓者精神も見当たりません。何やら前に進むことができない状況になってきましたが、では、この状況を打開するための機能がどこかに備わっているのかと言うと、お察しの通り、残されたもう一つの脳にあります。

◎大脳新皮質

階層構造の上層にあるのは「大脳新皮質」です。基本的には、生物進化の段階が進むにつれて、この部分の比重が大きくなるわけですが、主に、論理的思考や判断、創造性や独創性を担う脳です。そして、大脳新皮質の特徴は「満足感を求める」―この表現に集約できると思います。

たとえば、満足できたことがあると、もう一度、同じ経験をしたい（なぜならまた満足できるから）という感情が湧き上がり、それを実現するための行動やアイディアが生まれやすくなります。その結果、自然の流れとして創造力も高まるわけです。

また、これが大脳辺縁系のところで書いた、動物の遊び方に関する「？」への回答になりますが、大脳新皮質は新しい刺激や変化、経験を求める脳でもあります。そして、脳全体に占める大脳新皮質の割合が、地球上で最も大きい生物（脊椎動物）がヒトであることから、地球上で最も新奇性を求める傾向が強い生物もヒトということになります。

ここまでの話から、大脳新皮質が活発に働くと、好奇心やチャレンジ精神も湧きやすくなることが分かると思いますが、この大脳新皮質を活性化させるトレーニングがMWTです。詳しくは、これから説明していきますが、MWTは「満足感の反射を形成」

するトレーニングであり、それが身につくと、脳力①②を先行させ、脳力③を必要最小限に抑える脳の働きも発揮されやすくなります。

ただし、大脳新皮質の新奇性選好が強まれば、生存を脅かすような場面に遭遇する危険性も高まるため、それを不安や不快によって適度に抑えるのが大脳辺縁系の役割でもあります。ありきたりな結論かも知れませんが、やはり脳全体のバランスは重要なようです。

大脳新皮質パートの締めくくりに、理解しにくいと言われがちな内容を説明しておきます。

満足感について説明する時、「主観的満足を積み重ねると、やがて客観的満足も得られる」という表現を使うことがあります。たとえば、心から夢中になれることを突きつめていく（主観的満足がある）と、最初は誰からも見向きもされなくとも、やがて注目する人があらわれて周囲の評価も高まっていく（客観的満足がある）。言い替えると、どれだけ周囲から評価されようとも（客観的満足がある）、自分が納得できなければ（主観的満足がない）、それは大脳新皮質を活性化させる満足にはならないということです。

「世界を変えるのはオタク（の没頭力）」と言われることもあるように、変化を生み出す原動力は個人的な興味や好奇心（主観的満足）であって、世の中の役に立つかどうかなどの社会的価値（客観的満足）は後づけで構わないのだと思います。

さて、脳の三層構造の話でしたが、内容を振り返りながらまとめていくと、「脳幹」や「大脳辺縁系」などは進化的に古い脳で、それらの外側に、進化的に新しい「大脳新皮質」が存在しています。

「古い脳」の誕生から「大脳新皮質」の出現まで、数億年の時間差があったようですが、刺激に対する反射行動のような生き方をするだけなら、「大脳新皮質」はなくても大差ないでしょうし、むしろない方が、判断は早まり、行動（パフォーマンス）は安定するとも言えるわけです。しかし、脳は大きくなりました。特にヒトにおいては、「大脳新皮質」が顕著に拡大しました。そのため、「大脳新皮質」を活性化させる「満足感」が欠かせなくなったのです。

また、「脳幹」や「大脳基底核」などの古い脳は、古いからこそ身体とのつながりが強い脳でもあります。たとえば、死の三徴候である、呼吸停止、心拍停止、対光反射の消失（瞳孔散大）は、身体の機能停止を意味していて、つまり、人が生きているかどうかは身体機能を維持できているかどうかで判断するわけですが、これらはすべて「脳幹」の機能と考えられています。

ここから分かるのは、生命体としての本質的な機能は「古い脳」に備わっていること。そして、身体とのつながりが強いゆえに、「古い脳」を育むには身体活動を通じた刺激が欠かせないことです。

現代社会は、身体を無視した効率的な環境に変わりつつあります。しかし、それが行きすぎれば、ヒトから根源的な生命力を奪うことにもなりかねません。ＭＷＴの実践はもちろんですが、脳も身体の一部であることを考えると、改めて身体の重要性を見直すべき時期であり、それが結果として、強い生命体を育むことにもつながるのだと思います。

コラム⑤　三位一体脳

「脳の三層構造」は、ポール＝マクリーン博士の「三位一体脳」をもとにした考え方だと思うのですが、最近は、あまり使われなくなりました。それでも、本能的な快と理性的な快が噛み合えば理想的というのは、いまだにその通りだと思います。

これは、私の偏見にもとづく印象にすぎませんが、身近にいる生物の中では（飼い）ネコが、その理想に近い生き方をしているような気がします（もちろんネコとヒトの脳は異なるため、ヒトがネコのように生きることはできませんが）。

達成すべき目標など明確に意識することもなく、必要以上に頑張らなくとも、気づけば周りでヒトがあくせくと動いてくれる（しかも当のヒトは、そのことに喜びすら感じている）。面倒事には顔を出さず、媚びないくせに自己主張はするが、結局なぜか愛されてしまう(そのことに対する後ろめたさは微塵もなさそう)。毎日が新鮮で、迷いがなく憂いがなく、ある種の完成された生き方に羨望の眼差しを送る日々です（そして、誰よりも快適な場所をよくご存知です）。コントラフリーローディング効果が確認されないのも飼いネコに限定されるようですしね。

ヒトには気合いと根性という最終手段があるわけですが、そんなヒトだからこそＭＷＴでいたわることも必要ではないかと、ふと思ってしまいました。

《メンタルトレーナーを目指す人へ③》トレーナーの志向性

メンタル系のトレーナーを自称する人には、得意とする（もしくは興味がある）手法に少なくとも２つのタイプがあると思います。１つは、モチベーションアップを志向する（もしくはモチベーションアップに興味がある）タイプ、もう１つは、能力強化を志向する（もしくは能力強化に興味がある）タイプ。私はメンタルのトレーナーですので、ここから先の話は「メンタルトレーナー」を主語としますが、主語を変えれば、他の分野にもあてはまる部分があると思います。

モチベーションアップを志向するトレーナーは、メンタルを強化するというより、トレーナーの話力を通じて相手の心に栄養を与え、その気にさせて結果を出させるタイプ。「やる気が湧いてきた～」的な気分の変容に注力するプロモーター型。

能力強化を志向するトレーナーは、モチベーションを高めることに集中するより、メカニズムを追及しながら、再現性のある具体策を講じて結果につなげるタイプ。成否のロジックを、後から説明できるように指導する（したい）アナライザー型。

もちろん、両者の間にはグラデーションがあるので、白黒はっきり分かれるわけではありませんが、どちら寄りかというのは結構きれいに分けられる気がします。そして、この違いが分かるようになると、価値観が真逆に感じられるくらい、両者には大きな隔たりがあることにも気づくはずです。

現時点の私の好みは能力強化型で、モチベーションアップ型の指導法も試してみたことはあるものの、満たされるのが刹那すぎて、満足感があまり（にも）長続きしないため止めてしまいました。モチベーションを高めたり維持したりすることに心を砕くより、もともと高い人の能力強化に知恵を絞る方が、個人的には楽しめるということでしょう。ちなみに、楽しめている時には前進のアイディアが、楽しめていない時には逃避のアイディアが出やすくなりますが、「逃避のアイディア」とは、言うまでもなく脳力③の逃走態勢から生まれるものです。

クライアントとしてメンタルトレーニングの指導を受ける場合、目の前の指導者が、どちら（寄り）のタイプなのか、その前提として、自分がどちらを求めているのかを把握しておくことは、やはり重要だろうと思います。経験豊富なトレーナーであれば、ある程度は柔軟に対応できるはずですが、それでも、指導者の好みに寄せていく傾向はどうしても残りますし、それを〝相性〟などというマジックワードで納得させても未来につながる経験にはなりにくいので。

私個人の印象ですが、メンタルトレーナーを名乗る人には、モチベーションアップ型が圧倒的に多い気がします。これは当然と言えば当然で、メンタルトレーナーのロールモデルが、そちらのタイプで確立されていること、また、クライアントの喜び＝トレーナーの喜びという等式が成り立つのもこちらのタイプであるため、やりがいを感じやすいことなどが主な理由でしょう。能力強化型の場合、興味の中心がメカニズムの発見にあったりするため、クライアントの喜び≠トレーナーの喜びというケースもよくあることです。ですから、「褒められた方が伸びる」という自己評価をお持ちであれば、モチベーションアップ型との〝相性〟が良いであろうと、とりあえずは推奨しておきます。

タイプの見極め方については、モチベーションアップ型であれば、言葉の使い方に並々ならぬこだわりがあるとか、決めセリフ的なものを作りたがるとか、いずれにしても、とにかくよくしゃべります。あと、質問が多かったり、質問への答え方や振る舞い方に特徴（クセ）があったり。理由は明確なのですが、ここでは割愛します…と言いながら、比較対象の能力強化型の見極め方が多少のヒントになるかも知れないので紹介しておくと、こちらの場合は、なんと言っても分かることと分からないことの線引きがはっきりしています。ただし、本質的には能力強化型であるにも関わらず、詰めの甘さゆえに話が緩い人もいらっしゃるので、まぁご注意ください。

一呼吸を置く意味で付け加えておきますが、言葉の使い方が重要ではないとか、そういうことを言いたいわけではありません。何気なく発した言葉であっても、それを受け入れるのか拒むのか、どちらか一方を選ばざるを得ないという意味では、その後の思考や行動に影響を与えてしまいます。だからこそ、瞬間的に思い浮かぶ言葉＝無意識に選択する言葉によって、その人が作られていくとも言えるのです。

結局、本当に見極められるようになりたいなら、それなりの経験が必要という当たり前の話に落ち着くだけなので、とりあえずは色々な人の話を聞いてみると良いでしょう。

補足として、感情の整理、思考の整理などの徹底的な整理を通じて、エネルギーの効率化および集中投下に導くことを得意とするタイプもいますが、これは、モチベーションアップ型に近い能力発揮型です（能力強化型ではありません）。単なるモチベーションアップや、単なる感情と思考の整理だけなら、勘と経験でなんとなくできる人もいますが、それらを組み合わせて安定した結果を供給するとなると、ある程度の再現性が求められます。ここに、趣味人と職業人の分岐点の一つがあるのではないでしょうか。

最後に、この分野の超一流について触れておくと、なんと言うか、もう何もしない感じです。そのたたずまいですべてを語り、それを受けてクライアントが（勝手に）変わり始める。だから、長ったらしい文章でクドクドと説明しているうちは二流以下。何もないように見えてすべてがある。そこまで到達できると、このゲームはコンプリートなのだと思います。

神経伝達物質（ホルモン）

神経伝達物質（ホルモン）とは、脳や身体で分泌される化学物質のことです。色々な種類の神経伝達物質（ホルモン）が常時分泌されている中で、意識状態に合わせて分泌されやすくなる物質が変わり、発揮される脳力にも影響を与えます。

ここでは、神経伝達物質（ホルモン）と意識、そして脳力の関係について説明しますが、その前に、MWTで説明している化学物質は、神経伝達物質なのかホルモンなのか、混乱してしまうことがあるようですので、いったん整理しておきましょう。そんなのまったく気にならないという人は読み飛ばしても構いません。

「神経伝達物質」とは、脳内において二つの神経細胞（ニューロン）の間隙（シナプス）に分泌される物質のことです。分泌される量が非常に少ないため、細胞から放出された神経伝達物質はごく近くの細胞にしか届かない（情報伝達が一細胞対一細胞）、ゆえに情報が速く伝わるという特徴があります。

一方のホルモンですが、まず、分泌物を排出する細胞が集まった組織を「分泌腺」と呼びます。分泌腺には、外分泌腺と内分泌腺があり、皮膚の汗腺や胃腸内の消化腺のように分泌物を体外へ排出する組織を「外分泌腺」、分泌物を体内（血中）に排出する組織を「内分泌腺」、そして、内分泌腺から分泌される物質を「ホルモン」と呼びます。ゆえに、ホルモンは血中に排出されるわけですが、血管は全身に張りめぐらされているため、血流を介してホルモンは全身に運ばれます。ただし、遠くの細胞まで到達するには時間がかかるため、（神経伝達物質とくらべて）ホルモンによる情報の伝達スピードは遅くなります。

そして、たとえばドーパミンやノルアドレナリンがシナプスの情報伝達に使われた場合は「神経伝達物質」として働いたと考えますが、血流を介して全身の細胞に作用した場合は「ホルモン」として働いたと考えます。したがって、ドーパミンが神経伝達物質なのかホルモンなのかは、物質の種類で分類するのではなく、働き方によって決まるわけです。

なお、神経伝達物質のうち、脳全体に拡散して投射され、多数のニューロンに影響を与えるゆえに、時間的にも持続的な効果を持つものを「神経修飾物質」と呼びます。こちらにもドーパミンやノルアドレナリンが含まれるため、やはり働き方によって呼称が決まることが分かるでしょう。

以上の内容を踏まえて、神経伝達物質（ホルモン）の説明をします。

◎チロトロピン→脳力②能力発揮態勢

「期待」や「チャレンジ精神」が高まると、下垂体前葉からチロトロピン（TSH：thyroid stimulating hormone／甲状腺刺激ホルモン）が分泌されやすくなり、甲状腺からの甲状腺ホルモン（チロキシン）の分泌を促します。

甲状腺ホルモンの主な役割は「物質代謝」と言われていますが、代謝とは「生体内で、物質が化学的に変化して入れ替わること、それにともなってエネルギーが変換される（出入りする）こと」、言い替えると、色々な栄養素が「分解」・「合成」される過程のことです。

代謝の過程を、物質変化から見ると「物質代謝」（先ほどの説明の前半部分）、エネルギー変換から見ると「エネルギー代謝」（後半部分）と呼びます。また、「物質代謝」には異化と同化の二種類があり、「エネルギー代謝」には基礎代謝（エネルギー消費の約六〇％）、活動代謝（約三〇％）、食事誘導性熱代謝（約一〇％）の三種類がありますが、チロトロピンが関わる主な代謝は「物質代謝」ですので、異化・同化についても確認しておきましょう。

「異化」とは、ブドウ糖・脂肪酸・アミノ酸など、外界から摂取した複雑な（高分子の）有機物をより単純な（低分子の）化合物へと「分解」して、生命活動に必要なエネルギーを生み出すこと【※３】。一方、「同化」とは、異化によって生じたエネルギーなどを用いて、外界から摂取した物質を筋肉・血液・臓器・ホルモンなど、自己の成分や有用な分子に「合成」する反応です。

【※3】

栄養素＋酸素

↓水＋二酸化炭素＋ＡＴＰ（adenosine triphosphate／アデノシン三リン酸）

ＡＴＰ＋水↓リン酸分子が１つ外れる

↓ＡＤＰ（adenosine diphosphate／アデノシン二リン酸）＋エネルギー

したがって、チロトロピンの分泌が促されると、エネルギー代謝の準備が整う、あるいは、精神的作業をするにせよ、知的作業をするにせよ、肉体的作業をするにせよ、そのための兵站が整うくらいに理解しておけば良いでしょう。

また、「エネルギー代謝」についても補足しておくと、「基礎代謝」は、呼吸・循環・体温・蠕動運動・筋肉の緊張など、生体の基礎機能を維持するために必要な最小のエネルギー消費。「活動代謝」は、身体活動にともなうエネルギー消費。「食事誘導性熱代謝」は、食事誘発性熱産生（DIT：diet-induced thermogenesis）とも言いますが、食物を咀嚼する、消化・吸収するなど、食事にともなうエネルギー消費のことです。

◎コルチコトロピン ↓ 脳力②能力発揮態勢（／脳力③闘争・逃走態勢）

「興味」や「好奇心」が高まると、下垂体前葉からコルチコトロピン（ACTH：adrenocorticotropic hormone／副腎皮質刺激ホルモン）が分泌されやすくなり、副腎皮質ホルモンの分泌が促されます。

コルチコトロピンと言えば、ストレス反応系のＨＰＡ軸（hypothalamic-pituitary-adrenal axis）の一部であり、Ｈ（hypothalamus）の視床下部室傍核からは副腎皮質刺激ホルモン放出ホルモン（CRH：corticotropin-releasing hormone）、Ｐ（pituitary gland）の下垂体前葉からはＡＣＴＨ、Ａ（adrenal cortex）の副腎皮質からは副腎皮質ホルモン（主にコルチゾール）が分泌されます。

副腎とは、左右の腎臓の上に一つずつある内分泌腺のことですが、副腎の内部を「髄質」と呼び、後述するアドレナリン（ドイツ語／英語ではエピネフリン）などを分泌する一方、外部を「皮質」と呼び、コルチコトロピンは、こちら側に関わります。

コルチコトロピン分泌によって引き起こされる反応の一つが「集中力アップ」でしょう。先ほど説明したＨＰＡ軸が関係していますが、本質的に脳は「集中」を苦手としていて、「集中」するには特殊なイベント（ストレス）が必要という考え方があります。

仮に脳が「集中」を得意としているとしましょう。どんなことでも容易に集中できるのは好ましいと思われるかも知れませんが、しかし、集中していると周りが見えなくなる場合があり、周りが見えなくなると敵の接近に気づくのが遅れる場合があり、敵の接近に気づくのが遅れると命を落とす場合がある。したがって、たとえばサバンナのような環境で生き延びるためには、意識を「集中」させるよりも「（適度に）分散」させる方が好都合で、そういう環境に適応しながら脳は発達してきた、ゆえに「集中」を苦手としているというロジックです。

そんな脳をあえて「集中」させるための方法がＨＰＡ軸を働かせること、つまり、変化に対して注意を向けやすい脳の特性を生かして、「なんだ？」と変化に反応（集中）している状態を作ることです。これを、冒頭では「興味」・「好奇心」と表現しました。ただし、「緊張やストレスをともなう集中」と考えると、やはりベストな状態とは言い難いため、次の項目で説明するドーパミンの方が、より望ましいであろうことを予告しておきます。

もう一つ、副腎皮質ホルモンの作用である、糖代謝、脂質代謝、蛋白代謝についても説明しておきます。「糖代謝」とは、食物から摂取した糖質が分解されて血中でブドウ糖（グルコース）となり、エネルギー源として活用されるとともに、余分な糖はグリコーゲンとして肝臓や筋肉に貯蔵されること。「脂質代謝」とは、食物から吸収された脂質（主に中性脂肪）や肝臓で合成された脂質が血液に乗って全身に運ばれ、細胞膜の材料として使われたり、心臓・腎臓・筋肉などのエネルギー源になったりすること。この場合、余分な脂質は中性脂肪に再合成されて脂肪組織に蓄積されます。「蛋白代謝」とは、食物中の蛋白質がアミノ酸に分解されて吸収され（異化作用）、その後、目的に応じて蛋白質に再合成されること（同化作用）。蛋白質の再合成に使われなかったアミノ酸は貯蔵することができないため、エネルギー源として使われたり、糖質や脂質の合成に使われたりします。

まとめると、「糖代謝」と「脂質代謝」は主にエネルギーの代謝、「蛋白代謝」は主に細胞の新陳代謝と捉えておけば良いでしょう。コルチコトロピンを若返りのホルモンと呼ぶことがあるのは、後者の意味から導かれるのだろうと思います。

◎ドーパミン→脳力①健康維持力・自然治癒力／脳力②能力発揮態勢

「期待」、「意欲」、「快感」、「満足」、「感謝」、「感動」など、いわゆるポジティブ意識の主役がドーパミンです。「いいことがある」とか「よかった」などと感じた時、脳幹を起点として脳全体に投射するドーパミン作動系神経回路から分泌されます。

集中力、記憶力、運動調節などに対するポジティブな作用がよく紹介されますが、ドーパミンが分泌される時はコルチゾールの分泌が抑制されるため、ここでの集中とは「緊張やストレスをともなわない集中」です。よって、ワクワクすることや嬉しいことが増えてドーパミン分泌が促されれば、間接的にストレス関連の反応を抑制することにもつながります。ただし、「緊張やストレスをともなわない」だけでは、リラックスかどうかは分からないため（興奮の可能性があります）、「リラックスをともなう集中」になるにはセロトニン（後述）との組み合わせが必要です。

なお、この場合のポジティブ意識は、主観的なもの＝個人で完結していれば良いわけですから、暑い日に涼しい場所で感じる快感、寒い日に暖かい場所で感じる快感、空腹が満たされた時や喉の渇きが癒された時の快感、あるいは、大脳新皮質が求める新奇性にともなう快感（新しい経験）でも可。他者からの評価を要するものではないため、自分が気持ちよさを感じられればドーパミンに関連した効果が得られる一方、感じられないのであれば得られない。あくまでも自分次第なのです。

応用的な内容にも触れておくと、脳幹を起点とする神経回路には、A系列、B系列、C系列があります。A系列は、A1～15まであり、A1～7はノルアドレナリンを分泌するノルアドレナリン作動系、A8～15はドーパミン作動系。B系列は1～9までありセロトニン作動系。C系列は1～3でアドレナリン作動系。ドーパミンとノルアドレナリンがA系列に共存している理由は、ドーパミンが変化したものがノルアドレナリンで（ドーパミンはノルアドレナリンの前駆体）、化学構造が似ているため区別しない時代があったからと言われています。

（図3）（表10）のように、A1～3は延髄、A4～7は橋、A8～10は中脳、A11～15は間脳に位置していますが、MWTに関連して重要なのは、A9（SNc：substantia nigra pars compacta／黒質緻密部）から線条体（尾状核・被殻）へ投射する経路、A10（VTA：ventral tegmental area／腹側被蓋野）から大脳辺縁系～大脳新

ノルアドレナリン
延髄 ・・・・・・・・・・・・・ 1〜3
橋 ・・・・・・・・・・・・・ 4〜7
A6（青斑核） ▶怒り

ドーパミン
中脳 ・・・・・・・・・・・・・ 8〜10
A9（黒質緻密部） ▶運動調節、喜びを表現する
A10（腹側被蓋野） ▶やる気・意欲、喜びを感じる
間脳 ・・・・・・・・・・・・ 11〜15
A11（間脳後部） ▶集中

（表10）Ａ神経核（神経細胞群）

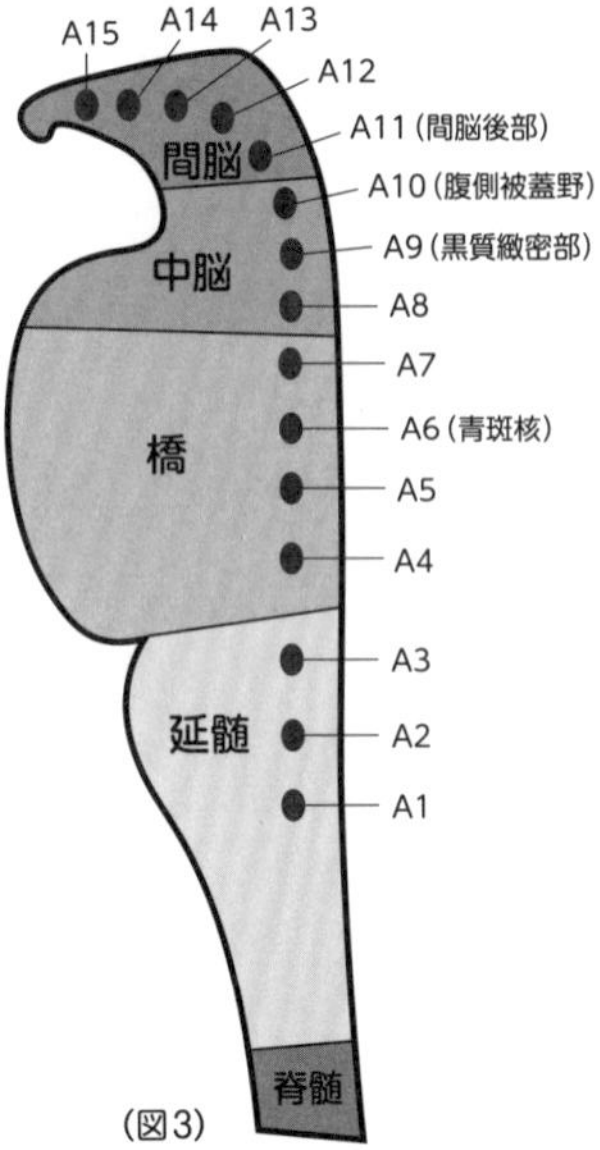

（図3）

皮質へ投射する経路、Ａ11（間脳後部）から視床下部へ投射する経路、そしてＡ6（青斑核）です。

Ａ10神経（から大脳辺縁系に投射する経路）は、主に「やる気」や「意欲」を感じた時に活性化され、行動に駆り立てます。そして、ここでの「やる気」や「意欲」は、満足や喜びを得られる期待感（ワクワク感）から生まれるものであるため、やはり満足感があるかどうかが鍵です。

Ａ9神経は、主に運動調節に

関わり、パーキンソン病とのつながりで説明されることも多い神経ですが、ＭＷＴにおいてはＡ10との関連が重要です。心からの意欲や満足を感じた時、自然と「笑顔」になることがありますよね。このＡ10（意欲・満足）→Ａ９（笑顔）の流れの中で、「笑顔」という動作を生み出すことに関わるのがＡ９です。余談ですが、「作り笑顔」でもドーパミン分泌が促されるという話は、どうやら事実ではあるものの、一方で、無理がたたれば精神的に燃え尽きたり、うつ状態につながったりする危険性も指摘されています。個人的な意見としては、笑顔とドーパミン分泌が条件づけられているかどうかが大事なのであり、そういう意味では、条件次第というありきたりな結論に落ち着きそうです（条件づけについては後述）。

Ａ11神経は、レストレスレッグス症候群、通称むずむず脚症候群の説明で使われることも多い神経ですが、むずむず脚症候群は夕方から深夜にかけて出現することが多く、下肢を中心に、「むずむず」、「痛い」、「かゆい」、「ほてる」、「虫が這う感覚」などの不快感をともない、睡眠障害に至ることもあります。Ａ11には、Ａ10の活動に不要な情報（ノイズ）を抑制する機能があると言われていて、Ａ10の働きが弱い（期待感や満足感よりも不安感や不満感が強い）と、Ａ11の働きも弱くなり、不要な情報を抑制しきれなくなる。むずむず脚症候群にあてはめると、寝具からの触覚刺激に過敏になるなどの感覚異常があらわれやすくなります（眠る時に寝具からの触覚刺激に過敏になる必要はないはず）。その他、集中している時にはまったく気にならなかったエアコンの音などが、集中が切れるにしたがって気になり出すという現象もＡ11との関連から説明可能です。

ここまでの話をまとめると、Ａ9にしてもＡ11にしても、Ａ10と連動する点が重要でした。したがって、大事なのはＡ10が先行して動くこと、つまり、「やる気」や「意欲」が先行することであり、それらの源泉は「満足」や「喜び」です。ここから、ＭＷＴのキーワード、「期待感と満足感の反射形成」が浮かび上がるわけですが、ＭＷＴでは、Ａ10神経へのアプローチを通じてドーパミン分泌を促し、脳力①健康維持力・自然治癒力、脳力②能力発揮態勢を高め、健康で能力（実力）を発揮しやすい脳の育成を目指していきます。

◎アドレナリン・ノルアドレナリン→脳力③闘争・逃走態勢（／脳力②能力発揮態勢）

最初に、アドレナリンとノルアドレナリンの違いを整理しておきます。

ノルアドレナリンは、主に脳幹を起点としたノルアドレナリン作動系神経回路から分泌される神経伝達物質で、血圧を上げる作用や胃腸の運動を抑える作用が強い一方、アドレナリンは、主に副腎髄質（副腎の内部）から分泌されるホルモンで、心拍数や心拍出量（一分間に心臓から全身に送り出される血液の量）を増やす作用が強いという特徴があります。

この説明からも分かるように、アドレナリンとノルアドレナリンは、脳力③闘争・逃走態勢を作り出す神経伝達物質（ホルモン）で、危機的（ストレス）状況下において素早く覚醒（行動）を促すために分泌されます。そして、脳力③が活性になると、脳力①②が抑制されるという関係性から、アドレナリンやノルアドレナリンが分泌されやすい状態では、脳力①健康維持力・自然治癒力、脳力②能力発揮態勢が働きにくくなります。

ただし、これは程度問題であることを押さえておく必要があるでしょう。つまり、どれだけ分泌されるのかという問題です。

過剰に分泌されれば、緊張や不安から、ヒステリーやパニックを起こしやすくなりますが、一般的な効果としては、皮膚の血管を収縮させて出血しにくくする、出血に備えて血液を固まりやすくする、（胃液の分泌を抑え）消化管の動きを止めて便秘状態にする、膀胱を広げて尿を溜めやすくする、瞳孔を開いて周囲を見えやすくするなど。要するに、闘争・逃走に適した態勢を作ります。

この状態が長時間（長期）にわたって続けば、不調に陥る可能性も高まりますが、短時間（短期）で終われば、大きな問題に発展することは稀でしょう。だからこそ、いかに早く確実に切り替えられるかが重要であり、それにはメンタルトレーニングが有効というわけです。

アドレナリンとノルアドレナリンのプラス面についても触れておくと、緊張感のある集中力、記憶力、情報処理能力（頭の回転が速い）など、危機を乗り越えるために必要な諸々の能力が発揮されやすくなります。

アスリート向けの補足としては、アドレナリンとノルアドレナリンの相互作用から、心拍数や血圧が上がり、筋肉の血管が開くことで骨格筋に多くの血液が送られます。そのため、筋力は発揮しやすくなるのですが、ケガをした時の出血を防ぐために末梢（皮膚）の血管が収縮すること、体温を温存するために体毛（鳥肌）を立てて骨格筋を震わせることなどから、身体が思うように動かくなりパフォーマンスは低下します。また、力加減が利かなくなるためケガをしやすい、ケガをしているのに痛みを感じにくいなどの側面もあるので、やはり適度な分泌に止めておくことと、早めの切り替えが重要です。

最後にＡ６神経の説明をしておきます。Ａ６はノルアドレナリン作動系神経回路の起点であり、青斑核と名前が付けられていますが、ここが活性化している時に経験することは、ノルアドレナリンの作用と結びついた記憶として保存されます。一方、Ａ10が活性化している時に経験することは、ドーパミンの作用と結びついた記憶になります。ただし、それは固定した（変化しない）記憶ではありません。つまり、Ａ６と結びついている記憶をＡ10につなぎ変えることも、Ａ10と結びついている記憶をＡ６につなぎ変えることも、メンタルトレーニングの手法を使えば可能です（第六章）。

ここまで、チロトロピン、コルチコトロピン、ドーパミン、アドレナリン、ノルアドレナリンについて説明してきましたが、先ほども書いた通り、色々な神経伝達物質（ホルモン）が常時分泌されている中で、意識が変わると分泌バランスが変わり、発揮される特徴も変わります。

また、上記の神経伝達物質（ホルモン）の中では、ドーパミンとノルアドレナリンが、脳幹から投射する神経回路と関わっていましたが、もう一つ重要なのは、セロトニン作動系の神経回路です。セロトニンは、ドーパミンとノルアドレナリンの過剰分泌を抑制する役割を担うと言われていて、ノルアドレナリンの過剰分泌が望ましくないのは、なんとなく想像がつくと思いますが（攻撃性が増すなど）、ドーパミンはどうなのだろうと言うと、次のような問題が発生します。

ドーパミンの過剰分泌によって発生する症状：

幻覚、妄想、パラノイア、統合失調症、強迫神経症など。

そこで、ノルアドレナリンとドーパミンの分泌を適度に制御するセロトニンについて説明します。

◎セロトニン→脳力①健康維持力・自然治癒力／脳力②能力発揮態勢

セロトニン神経核は、縫線核群として脳幹にB1〜9の9種類あり、そこから大脳辺縁系や大脳新皮質に向けて神経回路が伸びています。

作用としては、ドーパミンとノルアドレナリンの過剰分泌を抑制する以外にも、自律神経の調節（交感神経→副交感神経）、痛みの抑制、姿勢筋（抗重力筋）への影響などがあげられます。自律神経の調節とは、たとえば、睡眠から覚醒への切り替え、つまり目覚めの善し悪しに関することです。姿勢筋（抗重力筋）とは、重力に対して姿勢を保つために働く筋肉のことですので、セロトニン分泌が促進されると、背筋が伸びる、目がパッチリ開く、顔のたるみがなく表情が引き締まるなど、若々しい見た目への効果も期待できます。

セロトニン分泌を促すための代表的な方法は、日光浴、リズム運動、スキンシップなど。日光浴と書きましたが、光が網膜を刺激すれば良いので、太陽光を直接皮膚に浴びる必要はありません（服を着ていても構いません）し、太陽を直視する必要もありません（危険ですので止めましょう）。晴れていても曇っていても、日中に外出して自然光の中で一定時間（一〇～三〇分程度）を過ごせば十分です。

リズム運動としては、ウォーキング、ジョギングなどの適度な有酸素運動が効果的と言われていますが、動画を見ながら運動するなど、運動そのものに集中していない状態では効果が薄いようです。それから咀嚼。効率化を追い求める影響なのか、栄養補給やカロリー摂取ばかりを意図した飲み物のような食事も増えていますが、やはりよく噛むことは重要です。そして、忘れてはならないのは呼吸。呼吸を制する者はメンタルを制すると言われるくらい、呼吸はメンタルトレーニング全般に関わりますが、ここでの呼吸とは、普段の（無意識の）呼吸ではなく、深呼吸あるいはヨガの呼吸法など、いわゆる丹田を意識した呼吸のこと。そういう点から、管楽器の演奏や歌なども有効と考えられています。

肌と肌が触れ合うスキンシップでは、愛情ホルモンと呼ばれる「オキシトシン」が分泌され、オキシトシンがセロトニン分泌を誘発するという流れがあります。動物のグルーミング（毛繕い）に相当するものですので、ペットとの触れ合いでも、気の置けない友人との雑談でも構いません。ただし、フェーストゥフェースのコミュニケーションに限られるようで、テキストメッセージのやりとり（文字情報のコミュニケーション）だけでは分泌されないとも言われています。

そして、日中に分泌されたセロトニンが材料となり、夜には睡眠ホルモンと呼ばれる「メラトニン」が合成されます。その結果、睡眠―覚醒のサイクルが生まれて、自然な眠りへと誘われるため、日中のセロトニン分泌が少ないまま夜を迎えると、質の良い睡眠が取れない一因にもなるようです。

神経伝達物質（ホルモン）の話は難しく感じたかも知れませんが、ポイントは、ポジティブやネガティブが、単なる気持ちの問題ではなく、具体的な物質と結びつく問題であるということでしょう。だからこそ、MWTなどを通じて脳の働き方を育むことが、勉強や仕事はもちろん、人生そのものにも大きな影響を与えると言えるのです。

コラム⑥ 感情が安定するとは

感情が豊かであるとは、色々な感情を経験できることだと思いますが、では、感情が安定しているとは、どういうことでしょうか。それは、感情そのものが固定されて揺れ動かないことではなく（それでは〝折れて〟しまう危険性があります）、感情の柔軟性を維持した上で、軸となる感情にブレがないことだと思います。

具体的なイメージとしては「やじろべえ」を思い浮かべていますが、やじろべえが倒れず元の位置に戻れるのは、しっかりとした支点（軸）と、支点より下に重心がある構造によります。したがって、感情が一種類しかなければ身動きが取れませんし、重心の役目を果たす感情がなければ元には戻れません。

そうすると、いつも怒っている人は、怒りの感情で安定しているの？という疑問も湧いてきそうですが（〝いつも〟と言っても、二四時間、三六五日、本当に怒り続けている人は滅多にいないでしょうけど）、怒りは興奮状態の表出ですから、やじろべえにあてはめれば傾いている状態です。したがって、安定と表現するのはふさわしくありません。

いずれにしても、感情を安定させたい、できればポジティブに、と思う人がやるべきことは、感情を固定することでも取り繕うことでもなく、感情の軸をドーパミン＋セロトニンの「満足」や「喜び」に設定しつつ、多くの感情を経験することであり、その基礎トレーニングとしてもＭＷＴは有効な手段と言えるでしょう。

《メンタルトレーナーを目指す人へ④》意識と無意識をつなぐもの

神経伝達物質（ホルモン）の働きについて説明しましたが、それらの種類や作用を細かく覚えること＝ＭＷＴを深く理解することではないように思います。理論的背景を学ぶのが重要なのは言うに及ばず、しかし、それよりも「期待感と満足感の反射」を形成させる方がはるかに大事で、その時に分泌される物質の効果は、ひとまず脳力①②③と関連づけておけば十分でしょう。そして、トレーナーとしての自分の指導力に、客観性や汎用性を持たせることが必要と判断した段階で、ようやく裏づけとなるメカニズムを詳細に理解すれば事足りるはずです。

とはいえ、神経伝達物質（ホルモン）がコンディションやパフォーマンスに影響を与えることは間違いありませんので、心と身体をつなぐもの、意識と無意識をつなぐものとしてＭＷＴでは神経伝達物質（ホルモン）を紹介しています。

第四章

エゴグラム

Mental Wellness Training

ＭＷＴのアセスメントとして、脳波以外に「エゴグラム」があります。脳波にしてもエゴグラムにしても、それだけをテーマとした本が何冊も書けてしまうほど奥が深いため、ここでは詳細に踏み込むことはせず、代表的な評価事例を紹介します。

エゴグラムでは、（表11）の六〇の質問に答えて、（表12）にプロフィールを作成します。主要な項目は、CP、NP、A、FC、ACの五種類で、それぞれの特徴は、おおよそ（表13）の通りです。

自分にあてはまるなら○、あてはまらないなら×、迷ったら△を記入します。

CP	1	人の言葉をさえぎって自分の意見を言うことがある		合計 （　　） 点
	2	人にも自分にも厳しい		
	3	約束はどんなことがあっても守るべきだ		
	4	人の欠点がすぐ目につく		
	5	規則や習慣を大切にする		
	6	理想をもってその実現に努力する		
	7	不正は見逃すべきでない		
	8	子供や部下に厳しい		
	9	なにごともきちんとしないと気がすまない		
	10	～すべきだ、という言い方をよくする		
NP	11	人の世話をするのは得意である		合計 （　　） 点
	12	融通のきく方である		
	13	思いやりの気持ちが強い		
	14	人のミスに対して寛大である		
	15	人の長所に気づきほめる		
	16	ついおせっかいをしてしまう		
	17	悲しんでいる人を見ると慰める		
	18	人情もろい方である		
	19	困っている人に手助けをする		
	20	涙もろい		

（表11）エゴグラムチェックシート

○は2点、△は1点、×は0点として、各項目の合計点を出します。

A	21	将来の計画をきちっと立てている		合計 ( ) 点
	22	人の行動を冷静に観察できる		
	23	論理的に分かりやすく表現する		
	24	数字やデータを使って話しをする		
	25	事実に基づいて判断する		
	26	なにごとも能率的にテキパキとこなす		
	27	白黒をはっきりさせないと気がすまない		
	28	自分の損得を考えて判断する		
	29	感情的というよりは理性的である		
	30	調子の悪いときは無理をしない		
FC	31	誰とでも騒いだりはしゃいだりできる		合計 ( ) 点
	32	ものごとにこだわらない		
	33	気分の変化が激しい		
	34	自分をわがままだと思う		
	35	上手に嘘がつける		
	36	好奇心が強い		
	37	気が短くておこりっぽい		
	38	直感で判断することが多い		
	39	衝動買いをすることが多い		
	40	欲しいものは手に入れないと気がすまない		
AC	41	言いたいことを言えないで我慢する		合計 ( ) 点
	42	要領が悪く損ばかりする		
	43	人がどう思うかいつも気になる		
	44	遠慮がちで消極的		
	45	嫌なことでも我慢してしまう		
	46	人に反対されると自分の考えを変えてしまう		
	47	なかなかふん切りがつかない		
	48	周りの人に気を遣い過ぎる		
	49	劣等感が強い		
	50	いつも感情を抑えている		
D	51	成功は努力の賜物だと思う		合計 ( ) 点
	52	人の成功を素直に喜べる		
	53	スポーツや歌を楽しむことができる		
	54	生まれつきの悪人はいないと思う		
	55	躾は大切だと思う		
	56	自分のしたことに責任をもつ		
	57	他人を羨ましく思ったことがある		
	58	人の意見を参考にする		
	59	人間関係を大切にする		
	60	人生は苦もあり楽もあると思う		

【男性用】　　　　　　　　　　　　月　　　日実施

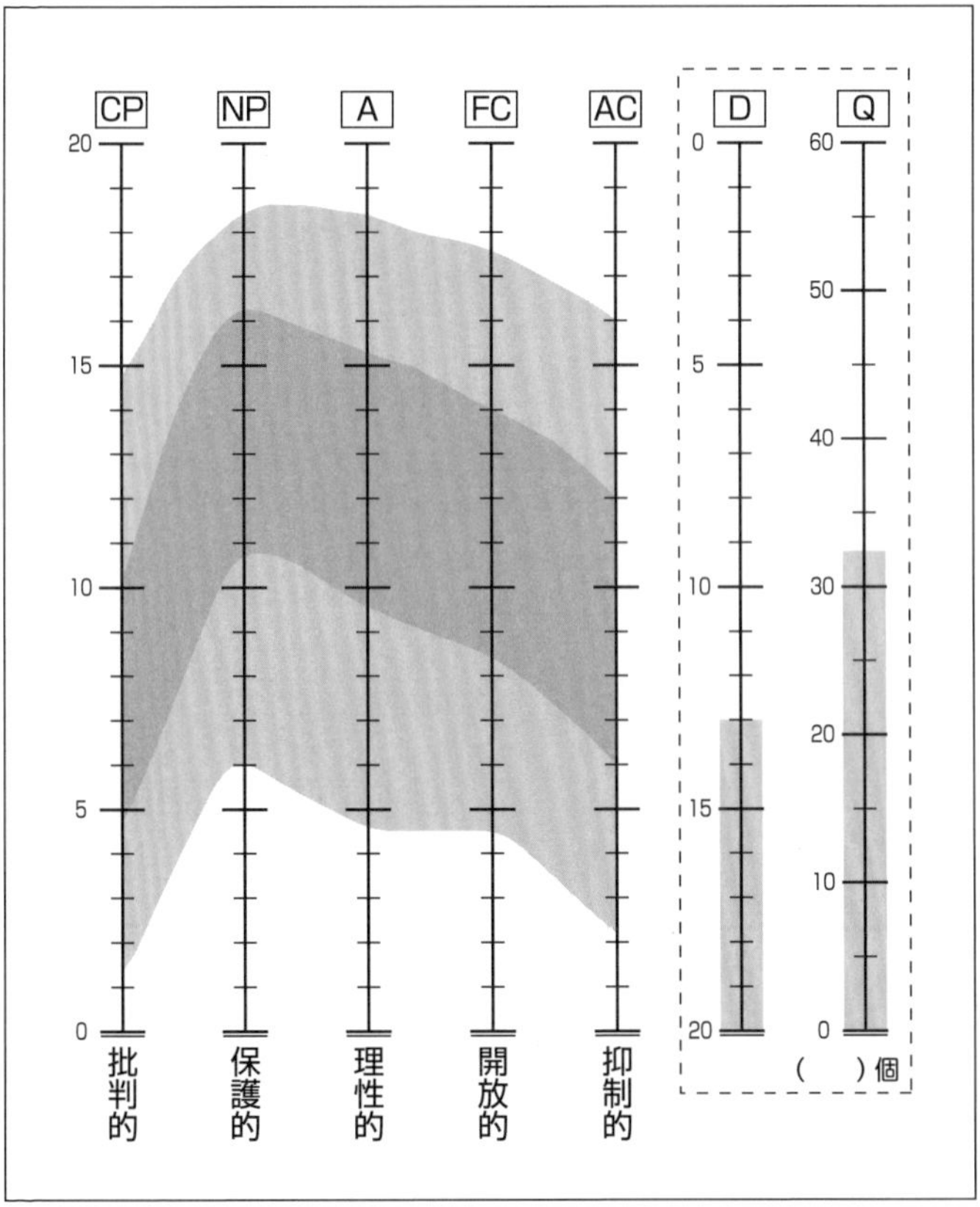

(表12) セルフチェックプロフィールシート

【女性用】　　　　　　　　月　　日実施

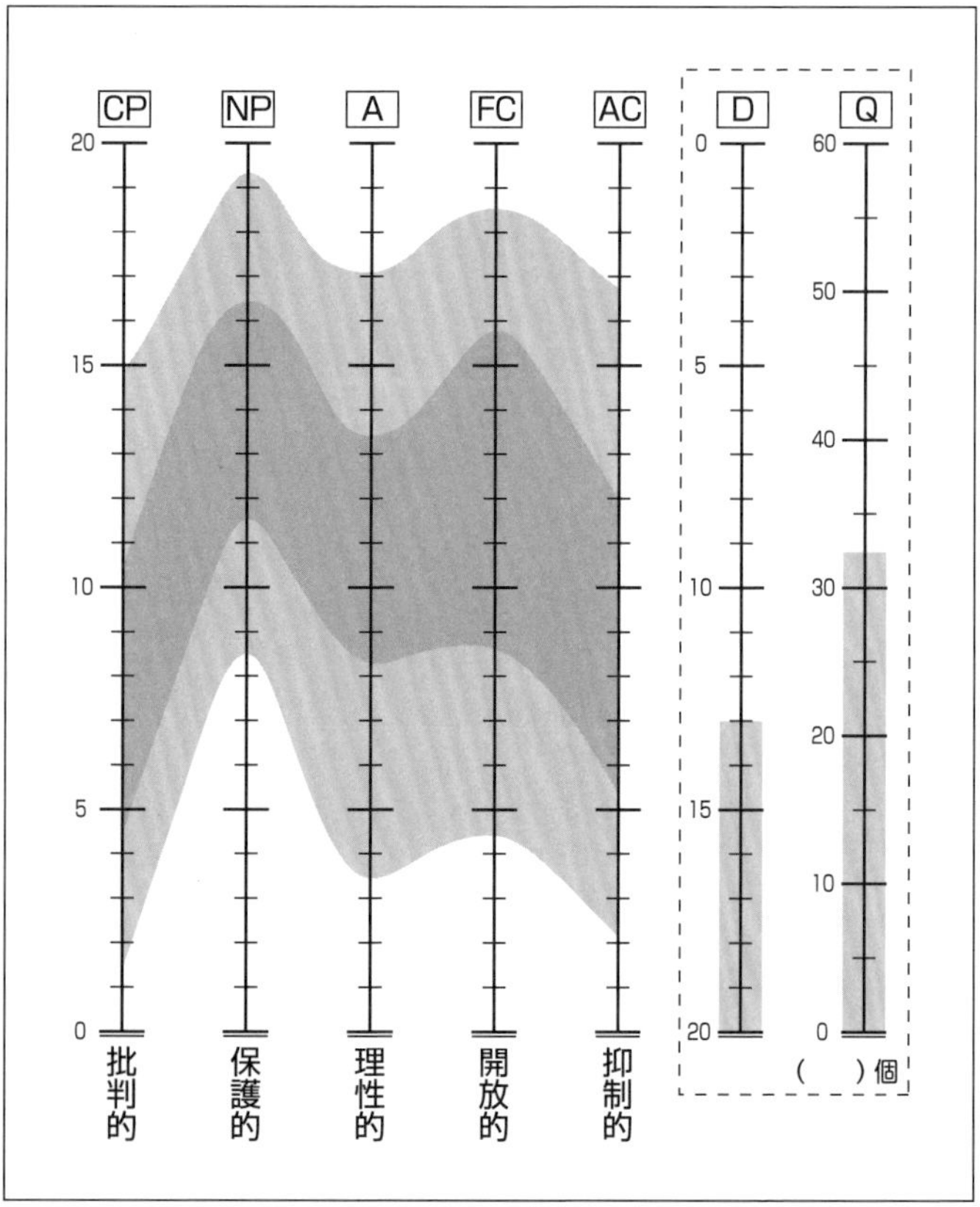

記入方法　1. エゴグラムチェックシートで出した各項目の点数に○をつけます。
2. Qには△の個数を記入します。
3. CP～ACの○を線でつないで折線グラフを作ります。

CP critical parent	ルール重視、保守的、理想追求、責任感、偏見、支配的、排他的、独断
NP nurturing parent	世話好き、思いやり、寛容、共感、親身、過保護、過干渉、押しつけ
A adult	情報収集、客観的、理論的、現実主義、合理的、打算的、無表情、冷徹
FC free child	機転、ユーモア、創造力、洞察力、自発的、自己中心的、感情的、衝動的
AC adapted child	協調性、従順、控えめ、消極的、遠慮、我慢、忍耐、秘めた攻撃性

（表13）エゴグラム各項目の特徴

これらの項目を組み合わせた典型的なプロフィールを四つ紹介します。

典型的なプロフィール

理想型

山型は、Aが主導権を握ることから、冷静で感情に巻き込まれることが少ないタイプと言えます。そこに、低いCPやACが加わると、ルールを守ることや周囲と協調することが苦手になるため、チームワークの発揮が難しくなります。

NP優位の（NPが高い）山型では、面倒見が良く頼りになる一方、気持ちが先走り独り善がりになることがあります。

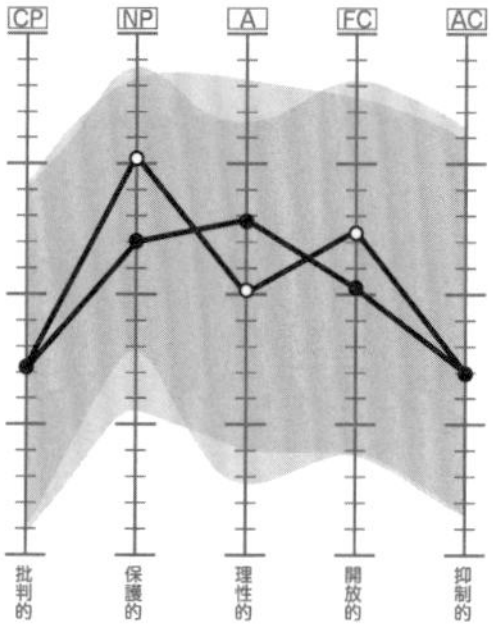

理想タイプ
山型（黒）：現実的でクール
M型（白）：ムードメーカー
（共通点）CP<NPとFC>AC
（相違点）頂点がAもしくはNPとFC
山型には、NPまたはFCが優位なパターンもあり、それぞれ固有の解釈が成り立つ。

（図4）山型・M型（理想型）

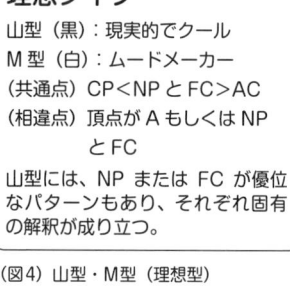

FC優位の（FCが高い）山型では、好奇心やチャレンジ精神、創造性という特徴を持つ一方、好き嫌いが先行して気分屋な面が顔を出すようになります。

M型が、低いCPとACをともなう場合、他者を気にせず行動する傾向が強まります。また、低いAをともなう場合、気分の変化が激しく、その場の雰囲気に流されがちな傾向が目立つようになります。

（図4）のプロフィールは、特定の項目が高すぎることも低すぎることもないため「理想型」です。

ストレス型

ストレス型は、強い批判力（CP）を持ちながら、感情を表に出さない（AC）ため、鬱積した怒りや不満をエネルギー源とする激しい衝動（攻撃性）を抱えています。

W型は、標準値以上のAが加わるため、クールに見せようと取り繕う様子が想像されます。

V型は、低いAが加わるため、自分ではどうすることもできず、混乱するさまがうかがわれます。

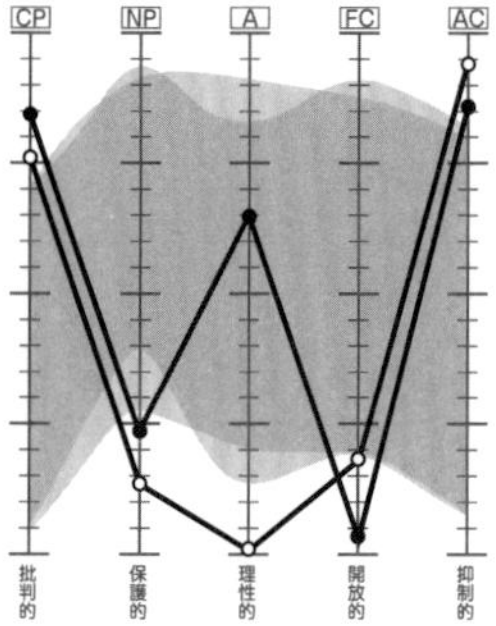

ストレスタイプ
W型（黒）：自縄自縛
V型（白）：現実無視の夢想家
（共通点）高いCPとAC、
低いNPとFC
（相違点）Aの高低
V型には、NPを底点とするパターンとFCを底点とするパターンもあり、それぞれ固有の解釈が成り立つ。

（図5）W型・V型（ストレス型）

NPを底点とするV型では、相手の気持ちを慮ることに関心が向かないため、攻撃性が強まります。

FCを底点とするV型では、何ごとも楽しめず、感性も積極性も発揮できないため、自己実現が難しくなります。

働き蜂型

必要以上に批判せず（CP）、協調性が高い（AC）ため、周囲からは〝いい人〟と評価されます。ただし、内心では楽しめずに我慢している（FC）というのが共通した特徴です。

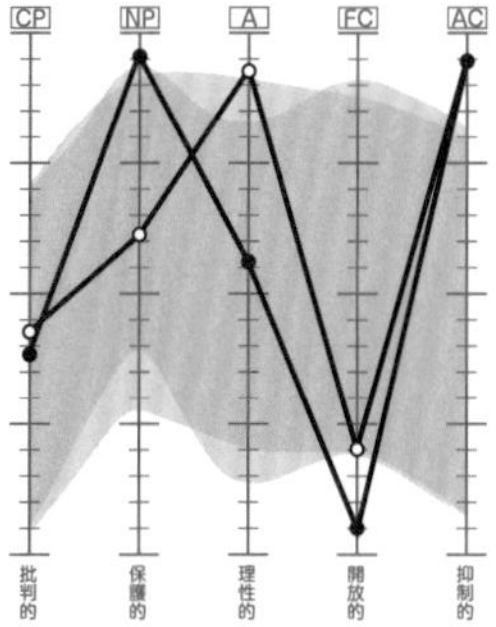

働き蜂タイプ
NP優位型（黒）：自己犠牲型のサービス精神
A優位型（白）：無趣味で仕事一筋
（共通点）低いFCと高いAC
（相違点）NP＞AもしくはNP＜A
N型には、NPが高く、AよりもFCが高いパターン（A＜FC）もあり、固有の解釈が成り立つ。

（図6）N型（働き蜂型）

NPが高いパターンでは、他者のために何でもしてあげたい気持ち（そうせずにはいられない欲求に近いもの）が強まり、無理をしてしまうことがあります。

Aが高いパターンでは、仕事など一つのことに集中しすぎる嫌いがあり、（本心では）満たされない思いと人間関係の問題を抱えている可能性が考えられます。

NPが高く、AよりもFCが高いパターン（A＜FC）では、現実を見極める力が弱く、求められたことを頑張りすぎてしまう傾向が強まります。

管理職型

はっきりとした意見を持っている（CP）上に、頑固で妥協をしません（AC）。協調性が低く（AC）、思いやりに欠けていて（NP）、高い要求をすることに対する罪悪感も少ない（AC）というのが共通した特徴です。

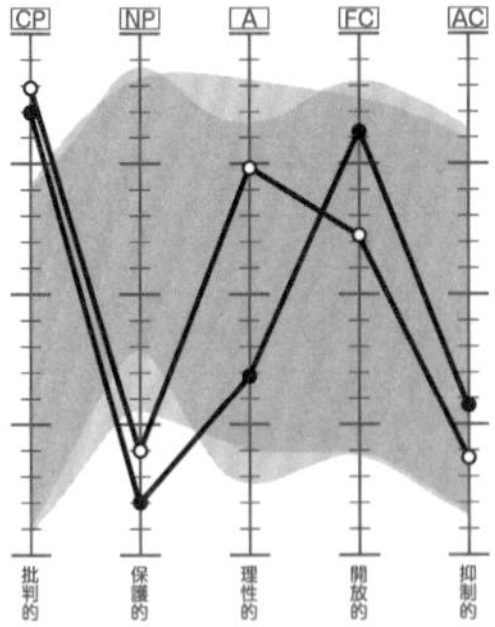

管理職タイプ

FC優位型（黒）：葛藤が少なく自己中心的

A優位型（白）：非寛容で孤高

（共通点）高いCP、低いNPとAC

（相違点）A＞FCもしくはA＜FC

逆N型には、NPよりもAが低く（NP＞A）、FCが高いパターンもあり、固有の解釈が成り立つ。

（図7）逆N型（管理職型）

FCが高いパターンでは、子供っぽさと自己愛の強さが同居しており、何ごとも思い通りになると勘違いしてしまう傾向があります。

Aが高いパターンでは、自分の正当性をロジカルに説明できる点は強みと言えますが、それを貫き通す面を併せ持つため、トラブルを起こしやすくなります。

NPよりもAが低く（NP＞A）、FCが高いパターンでは、思い込みが強い上に周りの意見に耳を貸さず、感情コントロールも利かないことから、トラブルを抱えやすい傾向がさらに強まります。

CP、NP、A、FC、ACの五項目の中でも、MWTではFCとACの関係を重視しており、FC∨AC（右下がり）のパターンを、ひとまずの目標としています。仮にFC∧AC（右上がり）になっている場合、ストレスを溜めやすい傾向があるため、その状態が長期化すると、精神面や身体面に不具合が生じることも考えられます。したがって、特にFC∧AC（右上がり）の人は、積極的にトレーニングを実践して、FC∨AC（右下がり）のプロフィールに変わることを目指すと良いでしょう。

今回まとめたものは、数ある評価事例の一部にすぎませんが、エゴグラムに対する理解が深まると、その評価を成り立たせている要因や、その要因が身についた生育環境などもうかがい知ることができるようになります。また、自己評価や他者評価に限らず、親子関係、上司と部下の関係など、人間関係全般に役立たせることも可能です。

コラム ⑦ エゴグラム事例

学校の授業を担当してから今年（2023年）で18年目。毎年、最初の頃の授業で学生全員にエゴグラムを作成してもらうのですが、一人一人の特徴はさておき、クラスや学科（コース）単位で特徴が変わるのも面白いところです。

現在担当している観光系の学校は、かつて担当していた情報（IT）系とくらべると、「理想タイプ」の学生が多いようですが、学科ごとの平均値で見ると、ほぼ毎年「働き蜂タイプ」になる学科があります（表14）。そして、その学科の学生を見ていると、確かにACの特徴が強い印象を受けるのです（ACの特徴については表13参照）。

ここで注目すべきは、入学後の期間を通じて「働き蜂タイプ」になったのではなく、「働き蜂タイプ」だから特定の学科（職業）を選択した可能性があるとい

	CP	NP	A	FC	AC
2010年	9.83	**11.50**	9.67	12.17	**13.17**
2011年	12.30	**13.30**	11.40	10.40	**11.50**
2012年	10.39	**10.94**	11.67	**10.06**	10.00
2013年	10.21	**13.43**	11.57	11.21	**13.07**
2014年	11.45	**12.91**	12.64	10.45	**13.45**
2015年	11.38	**13.62**	10.54	10.38	**14.38**

（表14）ある学科のエゴグラム各項目の平均値

うこと。

以前、ACが極端に高い人に、その特徴を説明していたところ、「親の束縛が強く、そこから離れるために実家を出てきた」と打ち明けられたことがあります。「とにかく、みずからの意志で決められる環境を作りたかった」と。

ACは、人生早期に周囲からの愛情を得ようとして身につけた処世術で、特に親との関係が反映されると考えられています。したがって、子供のためと言いながら、実は自分の欲求を満たすための対応を繰り返していると、自主性を奪われた依存心の強い態度が醸成されることもありますし、抑えた感情が不満として蓄積されれば、秘めた敵意が時に反抗的な態度や行動として表出することもあるでしょう。

もう一つ、授業をしていて興味深く感じたことを紹介します。それは、ある先生が担任を務めるクラスは、毎年おおよそ同じ雰囲気になることです。去年も今年も来年も、学生は入れ替わるのに、クラスの印象があまり変わらないのであれば、それは担任の影響力をあらわしているようにも思います。はっきりとしたことは分かりませんが、いずれにしても、指導者のような広く影響を与える立場にいる人ほど、より積極的に自身のメンタリティーを整える必要があるのではないかと考えさせられる現象です。

あらゆる人が多様な特性を抱えているわけですから、その中からどの要素を引き出すかは、こちらの対応次第ということでもあるのでしょう。この辺りの話を掘り下げたい人は、平野啓一郎「私とは何か「個人」から「分人」へ」が参考になるかも知れません。

《メンタルトレーナーを目指す人へ⑤》エゴグラムの学び方

エゴグラムを評価できるようになるためには色々な学び方があります。プロフィールのパターンを数多く覚えるのも、そのうちの一つではありますが（それが推奨されるケースもありますが）、個人的には、あまりオススメしていません。

どれだけ多くのパターンを覚えたとしても、パターンには条件と例外がつきものですし、そこに時間をかけるよりは、評価に対する基本をしっかりと理解する方が、臨機応変に対応できるという意味でも効率的だと思います。パターンの勉強は、なぜその評価に至ったのかという思考経路をたどる練習として活用するくらいが、ちょうど良いのではないでしょうか。

また、「理想型」というプロフィールを紹介しましたが、エゴグラムの評価は統計処理の結果にもとづいているため、心身ともに健康で、人間関係も良好である人は、「理想型」のプロフィールを示すことが多いというのが正確な表現です。したがって、「理想型」でないからダメとか、ましてや、人間としての「理想型」をあらわしているわけでもありません。エゴグラムは、状態を把握するための道具の一つにすぎないことを忘れないでください。

第五章

メンタルウェルネストレーニング

基礎編

Mental
Wellness
Training

これから具体的なトレーニングを紹介していきますが、あらためてMWTのキーワードを確認しておくと、「期待感と満足感の反射形成」でした。そして、ここでの期待感とは、満足や喜びを得られることに対する期待感ですから、「満足や喜びの反射形成」こそが最重要テーマであり、それがA10神経核を起点としたドーパミン作動系神経回路を通じて、脳力①健康維持力・自然治癒力、脳力②能力発揮態勢を実現していくというのが中心となるロジックです。

そこで、まずは「満足感」を高めるトレーニングから始めることにしましょう。

簡単な運動を通じて満足感を刺激　～テンポ一一六のリズム運動

「満足感が重要だから満足感を高めましょう」と言われても、さて、どうしたものかという感じですよね。そこで、満足感を得るきっかけに軽い運動をおこない、その運動によってもたらされる変化を心地よく感じることから満足感を高める練習を始めます。

実践法として「テンポ一一六のリズム運動」を使いますが、これは、「テンポ一一六」と「リズム運動」という二つの要素を組み合わせたトレーニングです。

リズム運動は、第三章で説明した通りセロトニン分泌に有効な方法でした。そして、運動をしている最中や運動を終えた後、「筋肉がほぐれて身体が軽くなった」、「身体を動かして気分がスッキリした」など、変化をポジティブに捉えることで、満足→ドーパミン分泌を促します。

また、リズム運動とは、一定のテンポで継続的に身体を動かすことを意味するため、トレーニングとして実践するのであれば、具体的なテンポを決めた方が良いであろうということから採用したのが「絶対テンポ116」です。

「絶対テンポ116」とは、月の公転リズムから導き出される体内時計と同期したテンポで、一一六テンポ（メトロノームを使い一分間に一一六回クリック音が鳴るテンポ）に合わせて動作をするとパフォーマンスが上がるという実験結果が、片岡慎介氏の著書に紹介されています。そのうちの一冊、「ツキを呼ぶ魔法の音楽　絶対テンポ116」には、MWT協会の相談役および脳力開発研究所の創業者・志賀一雅による、脳波測

	アルファ波の平均電圧	ベータ波の平均電圧
テンポ72	15.6μV	8.7μV
テンポ116	18.8μV	6.8μV
テンポ142	13.2μV	12.1μV

（表15）テンポごとの脳波の平均電圧

定の結果も掲載されていました（脳波については第八章を参照）。

その中から計測結果を一つ引用すると、テンポ七二、一一六、一四二の三種類のＢＧＭを流しながら作業をおこない、その最中の脳波を測定したところ、テンポ一一六の時に、アルファ波が強く、ベータ波が弱かったのだそうです（表15）。

志賀のコメントとして、「アルファ波が強く、ベータ波が弱いほど集中できていると判断します」とあるように、テンポ一一六では、他のテンポとくらべて、より作業に集中しやすい状態にあることがうかがわれます。

なお、この実験ではＢＧＭを使用していますが、（メロディーがない）メトロノームのクリック音だけで作業しても同様の結果が確認されたため、メロディー（音楽）よりもテンポの方が重要であろうと結論づけられています。

ここまで説明してきたように、セロトニン分泌を促すリズム運動を、集中力を高めるテンポ一一六でおこない、ポジティブ意識の主役であるドーパミンで締めくくるのが、「テンポ一一六のリズム運動」です。

MWTの公式プログラムでは、肩の上げ下ろし、腕ふり運動、首の運動、肩とかかとの上げ下ろし、眼球運動、腹式呼吸法を用意していますが、セロトニン分泌に関しては、一一六テンポでのウォーキングやジョギングも効果的でしょう（第三章を参照）。

ただし、リズム運動や一一六テンポは、ある程度の即効性が認められているのに対して、ドーパミン分泌は、「満足」や「喜び」を生み出す脳の働きにもとづくものですから、繰り返し実践することで、それらの感度を高めていく必要があります（だからこそトレーニングと呼ばれるわけです）。

これは、すべてのトレーニングにあてはまることですが、いざという時（困った時）

だけ神頼み的に実践しても、効果が出るかどうかは分かりません。それは、たとえば好きなアスリートの動きを真似て同じようにプレーしようと思っても、すぐには頭も身体も追いつかないのと同じこと。身体を鍛えるのとくらべると、実感が湧きにくい心の変化ではありますが、メンタルの限界がフィジカルの限界を作るとも言われるように、どちらも日頃のトレーニングが欠かせないのは疑いようのない事実です。

YouTube「メンタルウェルネストレーニング協会」チャンネルで、テンポ116のリズム運動「肩の上げ下ろし」、「腹式呼吸法」の音声を公開しています。よろしければご活用ください。

コラム⑧ 体内時計

体内時計を構成する時計細胞は、精巣以外のあらゆる場所に存在すると言われ、そのコントロールセンター（中枢時計）は、左右の視神経が交わる部位＝視交叉の上にある神経核ということから「視交叉上核」と呼ばれます。中枢時計以外の時計細胞は末梢時計と呼ばれ、視交叉上核と通信しながら時間を調整しているようです。

中枢時計の時間は日光を浴びることで調整されますが、脳（生命体）が求める時間と社会が求める時間がズレることがあり、その代表例が「時差ボケ」と、「季節性情動障害（SAD：seasonal affective disorder）」いわゆる「季節性うつ病」・「冬季うつ病」でしょう。

北欧などの緯度が高い地域では、「極夜」という日中でも夜が完全には明けない時期が冬季に続きますが、この時期になると抑うつ症状を示す人が増えます。具体的には、引きこもる、活動レベルが落ちるなどの行動パターンを示す人が増えるわけですが、この症状の中には、春の訪れとともに解消していくものも多いのだそうです。

この、秋〜冬〜春に起こる変化を動物にあてはめると、「冬眠」に似ていると指摘されていて、こうした事実から、脳には季節を判断する機能があるのではないかと言われています。

人間社会は、365日ずっと同じリズムで生活することを前提に動いていますが、地域によっては、あるいは人によっては、それが難しいケースもあるのかも知れません。体内時計の不具合が不登校や不出社を引き起こすケースも報告されているようですので、そういう意味でも、可能な限りしっかりと太陽光を浴びる生活習慣は、やはり重要なのだろうと思います。

《メンタルトレーナーを目指す人へ⑥》合成の誤謬

本書の内容を書きながら、大学時代に学んだ脳死のことを思い出しました。脳死とは、臓器移植のために作り出された判定基準である云々。

これは、物心二元論や、還元主義あるいは構成主義などの概念にもとづいていて、物事の全体は、それを構成する部分の総和でしかないという発想から生まれるものです。でも、移植された臓器＝異物に対する反応を抑えるために免疫抑制剤が欠かせないとなると、人体という自然物には、機械論的な思考があてはまらないのだなとか。

メンタルトレーニングの二大テーマと言えば、一般的にはリラックスと集中なわけですが、じゃあリラックスと集中のトレーニングだけをすれば、それで丸く収まるのかと言うと、そうとは限りません。なぜなら、それらは全体性の中で達成される個別の現象にすぎないので。たとえば、ある特定の栄養素が身体に良いからといって、それだけを摂り続けて健康になる…わけがありませんよね。これぞまさに、部分最適が全体最適につながるとは限らない、合成の誤謬みたいなものです。

一時的に集中して特定のトレーニングをすることはあっても、やはり重要なのは総合的な視点を持つこと。メンタルトレーニングに置き換えれば、リラックスのためにも集中のためにもポジティブ思考が大事。それは、その通りなのですが、では、ネガティブ思考が不要かと言えば、そんなことはないとか、そういう感じでしょうか。

正しいトレーニングは正しい考え方から生まれるものですので、本書などを通じて考え方を学び、時間をかけてそれらを身につけ、その先は、自由な発想でチャレンジすれば良いと思います。最終的には、何をしてもトレーニングになる（できる）わけですから、肝心なことは、そこまで続けられるかどうかでしょうね。

緊張からリラックスへの反射形成　～段階的リラクセーション法

ここで紹介するトレーニングは、アメリカの生理学者エドモンド・ジェイコブソンの漸進的筋弛緩法（Progressive Muscle Relaxation）をアレンジしたものです。段階的弛緩法、段階的リラックス法など、呼び方は色々とあるようですが、私が学び始めた当時は「段階的リラクセーション法」と教えられたため、本書でも、そのように表記します（一般的な段階的リラクセーション法と区別するため、ＭＷＴ版をカギ括弧つきの「段階的リラクセーション法」で表記します）。

このトレーニング法には数多くのバリエーションが存在していて、非常に幅広く活用されていますが、その理由はシンプルでありながら効果が出やすいからだと思います。理論づけも、自律神経や神経伝達物質（ホルモン）など色々な角度から可能ですが、ひとまず、条件反射を利用した緊張からリラックスへの反射形成、脳の反射を形成するためのトレーニングと捉えておけば大きく外れることはありません。

「段階的リラクセーション法」は、その名の通り「リラクセーション法」ですので、緊張しやすい人やストレスを感じやすい人には当然有効なトレーニングです。また、緊張感を保てないことが理由で集中を苦手とする人にも有効なトレーニングと言えるでしょう。

第三章の神経伝達物質（ホルモン）で説明した通り、集中には、「緊張をともなう集中」と「リラックスした集中」があります。したがって、緊張しているからこそ覚醒状態が高まり、集中力が高まる時もある、ゆえに、適度な緊張（感）を維持できればパフォーマンスも高まり得るというわけです。ただし、緊張をともなうストレス下の集中状態は、長時間持続させるものではなく、必要に応じて素早くリラックスに切り替えたいもの。そこで、「段階的リラクセーション法」を実践して緊張からリラックスへの反射を身につけておけば、ストレスによる悪影響を極力抑えた上でパフォーマンスアップに緊張（感）を活用しやすくなります。

先ほど述べたように、「段階的リラクセーション法」は脳の反射を形成するトレーニングですので、日々の積み重ねが鍵を握ります。したがって、積み重ねがない段階で、「どうにかして緊張をリラックスに切り替えよう」といくらもがいても、その努力が功を奏する可能性は、おそらく低いでしょう。そもそも、緊張とは、意識してするものではなく、無意識にしてしまうものであり、それは、緊張で震えている手を止めようと「意識」でどれだけあがいても、なかなか止められない状況を考えれば分かると思います。だからこそ、緊張からリラックスへの「無意識」の変化＝反射形成が重要になるわけです。

ちなみに、神経伝達物質（ホルモン）の効果が持続する時間は10分ほどで、いったん緊張状態に入れば、そのくらいの時間は影響が続くと言われています。そこで焦ってエネルギーを浪費すると悪循環に陥る危険性もあるので、それはそれとして受け入れるのも大事な態度かも知れません。

これから実践法を紹介していきますが、最初に、一般的な漸進的筋弛緩法について説明しておくと、手→腕→顔→首→肩→胸→腹→背→尻→脚などの順序で、呼吸に合わせながら筋肉の緊張と弛緩を繰り返します。まずは息を吸いながら特定の筋肉に力を入れる（緊張）、それから息を吐くのと同時に力を抜く（リラックス）、この動作を繰り返すのが基本的な流れですが、これは、「筋肉の緊張が取れやすいのは、筋肉を意識的に緊張させた直後」という考え方にもとづいています。ここから分かるのは、漸進的筋弛緩法では緊張との対比でリラックスを定義づけているということですが、「段階的リラクセーション法」の実践法は少し異なります。

先ほど、「条件反射を利用した緊張からリラックスへの反射、脳の反射を形成するためのトレーニング」と述べたように、MWTでは、筋を弛緩していくことよりも、脳の反射を形成することの方が優先事項です。したがって、手~脚などのように一つ一つの筋を弛緩させることはせず、息を吸いながら特定の身体部位（ＭＷＴの公式プログラムでは、まぶた、あご、背中、手のひら、のいずれか）に力を入れ、息を吐くのと同時に力を抜きます。そして、力を抜いた後、リラックスさせた身体部位に意識を向けながら、心地よさ＝満足感を味わいます。

「段階的リラクセーション法」の実践方法

①息を吸いながら、特定の筋肉に力を入れる（緊張を作る）
②息を止めて、力を入れた筋肉に意識を向ける（緊張を感じる）
③息を吐きながら、筋肉の力を抜く（リラックスする）
④普通の呼吸に戻り、リラックスした心地よい感覚を味わう（満足感に浸る）

このような一連の動作を繰り返すことで、緊張→リラックスという変化を脳に覚え込ませていく。そして、それが身につけば、人前に立つ時や試合の時などに緊張することがあっても、反射的にリラックスへと切り替わりやすくなるという筋立てです。

なお、漸進的筋弛緩法の一般的なプログラムは、実践方法の①〜③ですが、ＭＷＴでは、そこに④の満足感を加えました。これは「強化学習」の考え方にも通じるものですが、たとえば、身体を動かした時の爽快感、サウナで整う感覚、試合に勝利した時や試験に合格した時の達成感など、これらのすべてにドーパミンが関与していて、ドーパミンが分泌されたということは脳に報酬が与えられた状態ですから、再び報酬を得ようとして同じ行動を繰り返すための意欲が生まれます（依存症も同じメカニズムです）。したがって、「段階的リラクセーション法」も①〜③で終わらせるのではなく、④の満足感で締めくくる方がトレーニングの効果を身につけやすいでしょうし、さらに言うと、緊張→リラックスに「ポジティブな意識」を加えた、緊張→リラックス→ポジティブ意識の反射も形成されるというおまけつきです。

ここまで説明してきたように、非常にシンプルでありながら高い効果が報告されている段階的筋弛緩法ですが、反射の形成には一週間くらいの時間が必要と言われています。そこで、まずは一日一回一週間を目途に実践すると良いでしょう。

YouTube「メンタルウェルネストレーニング協会」チャンネルで、緊張からリラックスへの反射形成「あごの緊張とリラックス」、「背中の緊張とリラックス」、「手のひらの緊張とリラックス」の音声を公開しています。よろしければご活用ください。

コラム⑨ 応援することの効果

応援されると気分が良くなる―これは、どなたでも多少は経験があることだろうと思います。また、気分が良くなるだけではなく、応援されることで、運動量が増えるとか、筋力がアップするとか、具体的な効果があることも知られています。

一方、応援することには、どのような意味があるのでしょうか?

応援する効果として、まずあげられるのは、色々な感情を経験できることです。たとえば、特定の選手やチーム、アイドルやアーティストを心の底から応援すると、多様な感情が生まれ、喜と怒、哀と楽のように感情の切り替わりを、おのずと体験することができます。

そして、感情の切り替わりが大きければ大きいほど、クリエイティビティ（創造性）が強く発揮されるのも、よく知られた現象です。単純な話、何の不安も不満もない状態では、変えたいものも、変わりたい気持ちも、あまり出てこないでしょうし、それを思えば、マイナスがプラスに変わる瞬間、感情が大きく動く瞬間に何かが生まれるのも分かる気がします。

その辺りを踏まえると、切り替わりの反射を形成する「段階的リラクセーション法」にも、クリエイティビティの発揮を促す効果があるかも知れません。

あとは、周囲の人と同じ動作をすると、幸福感が増すという研究もあります。仲の良い二人は動きがシンクロするというのも、そのうちの一つですが、喜びも悲しみも含めた色々な感情を他者と共有すれば、一体感が生まれやすいでしょうし、なんとなくお互いの距離も縮まりやすい気がしますよね。

ここから、盆踊りとか音頭が効果的という話につながるわけですが、思い出してみると、同じ音楽に合わせて同じ動きをして、笑顔で楽しい気分を共有するなんて、それは幸福な時間だろうと思います。

新型コロナウイルスの影響で、多くのイベントが中止になったここ数年ですが、応援することの効果を考えても、多くの人と共有する時間と空間は、やはり欠かせないものだと言えるのではないでしょうか。

《メンタルトレーナーを目指す人へ⑦》勝敗を分けるのは気持ちの強さ?

人の心は繊細ですから、追い込まれた状況や苦しい状況では、あきらめたくなったり逃げ出したくなったりしてしまうのも当然だと思います。そういう状況を乗り越えて少しでも前に進むためには、やはり気持ちの強さが必要ですし、脱落者が多い時ほど、小さな一歩一歩の積み重ねが、やがて大きな差となってあらわれるものです。

その一方で、「最後は気持ちの強い方が勝つ」―このよく耳（目）にする表現には、確かにそうだと思う反面、少々の疑問も感じています。一例としては、意識が強まるほど力みから筋肉は硬直し、かえって動きがぎこちなくなるなどの弊害が出てしまうからです。

スポーツ心理学の研究からは、「勝とう」、「この点数を入れよう」、「相手を倒そう」などの意識が強くなるにつれ、かえってパフォーマンスが落ちるという指摘があります。そのため、余計なことを考え（させ）ず、目の前のことに集中できるコンディションに導くのが指導者の役割であると。

また、相手の好プレーを望み、相手の成功を喜ぶ方が、自分も良いプレーができるという報告もあります。他者のミスを望むような態度ではなく、切磋琢磨して、お互いのパフォーマンスを高めあう（お互いの力を活用しあう）発想の方が効果的ということです。

当たり前の話だと思われたかも知れませんが、もしそうであれば、当たり前のことを当たり前のようにできる人を育てて結果を出せば良いだけです。

私の意見としては、勝敗を分けるような極限の状況では勝利への執念ももちろん必要ですが、それは、反射的なリラックス集中がともなった時に最大の効果を発揮するものだと思います。最初から強い気持ちに頼るようでは、易きに流れている気がしてなりません。

リラックスした集中への反射形成 ~自律訓練法

ここで導入するトレーニングは、1932年にドイツの精神科医ヨハネス・ハインリッヒ・シュルツが開発した自律訓練法（Autogenic Training）をアレンジしたものです。Autogenicとは、自律性＝恒常性（ホメオスタシス）をあらわしますが、ホメオスタシスの意味を辞書で調べると、「《同一の状態の意》生体が外的および内的環境の変化を受けても、生理状態などを常に一定範囲内に調整し、恒常性を保つこと。また、その能力。神経やホルモンの働きによる。」と書かれています。ホルモンは第三章で説明しましたが、神経―その中でも自律訓練法と強く関わる自律神経について、まずは整理しておきましょう。

自律神経とは、その名の通り「神経」の一部ですが、「神経」は、脳と脊髄からなる「中枢神経」と、体中に張りめぐらされている「末梢神経」に分かれます。「末梢神経」は、随意運動に関わる（意思で動かせる）「体性神経」と、不随意運動に関わる（意思では動かせず刺激に反応する）「自律神経」に分かれます。「体性神経」は、「感覚神経」（求心性・入力）と「運動神経」（遠心性・出力）に、「自律神経」は、「交感神経」と「副交感神経」に分かれます。

神経＝中枢神経＋末梢神経

中枢神経＝脳（大脳、脳幹、小脳）＋脊髄

末梢神経＝体性神経＋自律神経

体性神経＝感覚神経＋運動神経

自律神経＝交感神経＋副交感神経

「自律神経」とは、間脳の視床下部を起点として身体機能を調整する神経ですが、「交感神経」は太陽が出ている日中や活動時に、「副交感神経」は太陽が沈んでいる夜間や休息時に、それぞれ活性化します。そこから、興奮と緊張の「交感神経」、安静とリラックスの「副交感神経」などと説明されるのが一般的です。

そして、覚醒と睡眠が不規則に入れ替わる生活やストレス過多の生活が続くと、交感神経優位に偏り心身ともに疲弊することがあるため、副交感神経の働きを高める時間をあえて作り、自律神経のバランスを整えることが必要という話につながるわけです（自律神経のバランスが崩れれば、ホルモンの分泌にも影響が生じるはずです）。参考までに、交感神経優位と副交感神経優位の時の、身体反応の違いをまとめておきます（表16）。

（表16）の内容にもとづいて、強制的に副交感神経を活性化させる＝リラックス反応を促す方法もあるにはあるのですが（例：瞳孔を収縮させる、唾液を分泌させる、胃腸

交感神経		副交感神経
興奮・緊張		安静・リラックス
日中	**時間帯**	夜間
消費	**エネルギー**	確保
拡大	**瞳孔**	縮小
抑制	**唾液分泌**	促進
拡張	**気道**	収縮
上昇	**血圧**	低下
増加	**心拍**	減少
抑制	**胃腸の働き**	活発
収縮	**血管**	拡張
促進	**発汗**	抑制
抑制	**排尿**	促進

（表16）交感神経と副交感神経の違い

を働かせるための刺激を外部から取り入れるなど）、トレーニングとは無関係な気がするので、これ以上は掘り下げず先に進みましょう。

自律訓練法では、心身ともにリラックスした状態を作れるようになる＝自力で副交感神経の働きを高めて、自律神経のバランスを整えられるようになることを目指しています。それができるようになると、緊張や不安の軽減、疲労の回復、集中力の向上、衝動的な行動の抑制、精神的および肉体的苦痛の緩和などに、みずから対処できるというわけです。

自律訓練法の本来の実践方法は、①暗く静かな場所で、②ベルト、時計、眼鏡などの身体を締めつけるものを外し、③背もたれのあるイスに座るか、床に仰向けになるか、ラクな姿勢を取るのが望ましいとされていますが、MWT版の「自律訓練法」では（一般的な自律訓練法と区別するため、MWT版をカギ括弧つきの「自律訓練法」で表記します）、それらの諸条件にこだわりません。理由は、MWTがメンタルトレーニングだからです。

メンタルヘルスやメンタルコンディショニングの一環として自律訓練法を実践するのであれば、先ほどのような条件設定も有効だと思います（そういう目的でMWTを使う時もあります）。一方、メンタルトレーニングとして実践するのであれば、それらの条件設定に意味はないでしょう。なぜかと言えば、混沌とした現実世界で、理想通りの環境に出合うこと自体が稀だからです。

現実とは、不確定要素に満ちたカオスであり、すべての条件を管理することなど不可能ではないでしょうか。もちろん、リラックス（集中）しやすい環境でおこなうリラックス（集中）練習も、時には意味があるかも知れませんが、そのようなトレーニングだけでは、重要な場面で足元をすくわれる可能性が高まります。ここ一番の時、「周りがうるさくてリラックス（集中）できない」などと言いわけをしている場合ではないですよね？したがって、①明るくうるさい場所でも、②身体を締めつけるものをたくさん身につけていても、③どのような体勢でも、さらに、④激しく変化する環境の中でも発揮できるリラックス（集中）こそが、本当に使える脳力であろうという発想から、細かい諸条件には、あまりこだわらないことを勧めています。

自律訓練法の標準練習

背景公式「気持ちが落ち着いている」（安静練習）
第一公式「手と足が重たい」（四肢重感練習）
第二公式「手と足が温かい」（四肢温感練習）
第三公式「心臓が規則正しく打っている」（心臓調整練習）
第四公式「ラクに呼吸をしている」（呼吸調整練習）

第五公式「お腹が温かい」（腹部温感練習）

第六公式「額が心地よく涼しい」（額部涼感練習）

心身ともにリラックスした状態で目を閉じて、「気持ちが落ち着いている」という「背景公式」を心の中で反復しながら、さりげなく集中（受動的注意集中）します。

背景公式に続いて六種類の言語公式を使いますが、それらの中からMWTでは、第二公式「手が温かい」（足は省略）、第五公式「お腹が温かい」、第六公式「額が涼しい」の三種類を採用しました（第一・三・四公式は省略）。主な理由は、実感しやすい分かりやすさ、いつでもどこでも取り組める汎用性の高さなどですが、「色々と省略して大丈夫なの？」と疑問を持たれた人もいるかも知れません。

その疑問への回答は「大丈夫」ですが、自律訓練法の基本は第二公式までと言われていて、時間の余裕がない時などは、第二公式で終えても構わないとされています。また、MWTで「自律訓練法」を実践する目的は、副交感神経を活性化して自律神経のバランスを整えることと、その反射を身につけることにあるわけで、一つ一つの公式をマスターすることにはありません。もちろん、正式な自律訓練法に取り組むのであれば、すべての公式を実践するようにしてください。

続いて、温かさと涼しさの根拠について説明しておきましょう。

◎手の温感

正確には「手のひらの温感」ですが、副交感神経が優位になると、交感神経の働きによって圧迫されていた毛細血管などの血管が緩み、手のひらの血流が増加します。すると、手のひらの皮膚温が上がるため、その変化を温かさとして感じられるというわけです。

緊張時に手のひらが冷たくなる感覚との対比で考えると、分かりやすいのではないでしょうか。

◎腹の温感

こちらも正確には「太陽神経叢の温感」ですが、太陽神経叢とは、みぞおちの奥にあり、直腸や大腸の一部を除いて、胃、腸、肝臓、腎臓、膵臓、脾臓などの内臓へ分布する自律神経が集まった部位です。大動脈にへばりついて、太陽のような形をしていることから名づけられたそうですが、胃腸の活動を活発にする副交感神経が活性化すると、太陽神経叢の辺りの温かさを感じられるようになります。

強い緊張やストレスを感じて交感神経が優位になると、胃腸の働きが抑制されて、お腹の調子が悪くなることなどを考えれば分かりやすいかと思います。

◎額の涼感

いわゆる「頭寒足熱」（健康に良いとされる）状態です。ＭＷＴでは、「頭寒手熱」あるいは「頭寒腹熱」と言うこともできるかも知れませんが、ここでの「頭寒」とは、額の中でも特に眉間の部分の感覚で、その辺りの皮膚温が周囲よりも低いため、わずかな温度差が分かるくらいリラックスをして敏感になった時に感じられる感覚と言われています。

なお、皮膚温が低い根拠は諸説ありますが（毛細血管の密度が粗いなど）、明確には分かっていないようです。

自律訓練法の実践を終える時は、手足の屈伸など、身体に刺激を与える動作をすることが望ましいとされていて、それは、終了動作がないと、脱力感や不快感が残る場合もあるためです。

◎受動的注意集中

受動的注意集中とは、温感や涼感の感じ方のことで、「さりげなく集中」した状態をあらわします。ここで重要なのは、「受動的」という表現で、能動的でも積極的でもなく「受動的」ということですが、これまで説明してきたように、自律訓練法では、副交感神経を活性化させて自律神経のバランスを整えること、つまりリラックスをすることが最優先事項です。

温感や涼感などの身体反応は、リラックスをした結果として生まれるものであるため、たとえば、温かさを感じようと手のひらに強く意識を向けるようでは、「受動的」とは言えません。なかば他人事のような感覚で、仮に温感や涼感を感じられなくても「まぁいいか」と、すぐに切り替える。一方、温感や涼感を感じられても、その感覚を「失わないように」などと考えることなく、感覚を受け入れることに徹するのが「受動的」の意味するところです。

◎条件づけ

「自律訓練法」を活用した条件づけ（条件反射の形成）について説明します。

緊張している人に、「落ち着こう」、「リラックスしよう」という言葉をかけたことは、誰でも経験があるのではないでしょうか。それは、基本的に善意から出た言葉だと思いますが、ただし、緊張している場面で繰り返し、「落ち着こう」、「リラックスしよう」という言葉を耳にする（思い浮かべる）と、緊張状態とそれらの言葉が結びついてしまうことがあります。その結果、「落ち着こう」、「リラックスしよう」と思えば思うほど、呼び起こされるのは緊張状態で、余計に緊張が増してしまう――これが条件反射形成の一例です。

特定の人や場面に対する苦手意識なども、このような経験を通じて身につけてきたものですが、逆に、「落ち着こう」、「リラックスしよう」という言葉を、本当に落ち着いた状態やリラックスした状態のきっかけにしたいのであれば、落ち着いている時やリラックスしている時に、あえてそれらの言葉を思い浮かべる段階が必要で、これが条件づけのトレーニングと呼ばれるものです。

言葉以外に、五感（視覚、聴覚、嗅覚、触覚、味覚）との条件づけも可能ですので、セルフコントロール法やルーティンの構築などにも応用できます。

◎自律性解放

自律訓練法を実践すると、「解放を必要としている脳部位の解放が促される」と言われていて、妨げられていた機能が再び動き始め、心身の機能障害が正常化されていくことをあらわすようですが、その過程で起こるのが自律性解放と呼ばれる現象です。具体的には、疲れやストレスがたまり、自律神経のバランスが崩れている時に起こる、健康

（正常）な状態に戻すためのリラクセーション反応と考えてください。

自律性解放には次のような反応があります。

感覚反応：身体の一部がジンジンする、しびれる、かゆくなる、針で刺されたように感じるなど。

運動反応：筋肉が勝手にピクピク動く、指が震えるなど。

幻覚反応：実在しないものが見える、実在しない音が聞こえるなど。

自律反応：涙が流れる、唾液が出る、心臓がドキドキする、お腹がゴロゴロなるなど。

感情興奮：過去の出来事が思い浮かぶ、空想的なイメージが思い浮かぶなど。

単純なものから複雑なものまで色々な反応があるようですが、これらは主として本格的な自律訓練法に取り組む場合の反応です。したがって、ＭＷＴの簡易版を実践するくらいであれば、あまり神経質になる必要はありません。念のために頭に入れておくだけで十分でしょう。

この章で説明してきた、テンポ１１６のリズム運動、「段階的リラクセーション法」、「自律訓練法」は、どれも身体に起こる変化を活用したトレーニングで、身（フィジカル／ボディ）と心（メンタル／マインド）を一体化させる方法でもありました。また、身体は露出した脳とも言われることから、身体を調整（調身）することで、脳を介して、心を調整（調心）する効果もあります。

メンタルトレーニングは精神論の対極にあるため、歯を食いしばって一生懸命に訓練するものではありません。リラックスのため、集中のためなど、目的志向が強まるほど、理想を求める「べき論」的な発想から、「うまくいかない」などの否定的な思考も生まれやすくなります。これぞまさに、「強い目的意識が制限を生む」典型パターンでしょう。

そうした意識の呪縛から解き放たれて心の柔軟性を取り戻すことも、メンタルトレーニングの役割ですから、仮に気持ちが落ち着かず雑念が浮かぶとしても、それすらも否定せず、あるがままの自分を受け入れて実践する方が本質的だと思います。いずれにしても、まずは気楽に始めてください。

YouTube「メンタルウェルネストレーニング協会」チャンネルで、リラックスした集中への反射形成「手のひらの温かさ」、「おなかの温かさ」、「額の涼しさ」、「リラックスした意識集中の感覚」の音声を公開しています。よろしければご活用ください。

コラム⑩ メンタル⇕脳⇕フィジカル

メンタルトレーニングとは、もちろんメンタルのトレーニングですが、メンタルの状態を生み出しているのは脳ですから、脳を介してメンタルにアプローチしているという方が、より正確ではあります。

ただし、脳そのものを直接刺激することは、少なくとも二〇二三年の今のところ、多くの人には一般的ではありませんので、身体から取り入れた信号を脳に送り、その情報処理を通じて脳を刺激することになります。だからこそ、メンタルトレーニング基礎編は、フィジカルトレーニングという側面も併せ持つわけですが、ここでは、意識と身体の関係などについてまとめてみようと思います。

意識 VS 身体

まずは、定番のアイオワギャンブル課題から。

この実験では、カードの山が四つ用意されていて、一回ごとに一つの山を選択して最上段のカードをめくります。めくったカードの裏にはプラス〇円、マイナス〇円などの金額が書かれていて、プラスのカードを引いた場合は、その金額が手に入り、マイナスなら、その金額を払う（失う）というのが基本ルール。

実験の参加者に与えられた課題は、ある回数（一〇〇回など）カードを引いた段階での獲得金額（プラス）の最大化ですが、実は、「得する山」と「損する山」

は最初から決められていて、当然、開始時点では、どれがどれだか分からないため、早めに気づくほどプラスが増えるというわけ。でも、重要なのはここから。

実験中、自律神経反応の一つである「皮膚コンダクタンス反応（SCR：skin conductance response)」を計測するのですが…SCR。この言葉は知らなくても、「うそ発見器」で有名な反応と言えばピンとくるかも知れません。緊張した時などに起こる末梢（この場合は指先）の発汗によって皮膚の電気抵抗が下がり、電気が通りやすくなることを利用した反応のことです。

参加者は、回を重ねるにつれて、次第に「プラスの山」からカードを引くようになります。ところが、「プラスの山」と「マイナスの山」を参加者本人が認識するより前に、「マイナスの山」からカードを引こうとする直前の予期的なSCR（と心拍数）が増加したのだそうです。

気のせいなんかじゃない

（突然ですが）質問一：ヘビは好きですか?

いきなり何?と思うかも知れませんが、もし嫌いならヘビが近づいてきたら怖いですよね(好きという人は、自分が嫌いなものに置き換えて想像してください)。

今、あなたの手元にプッシュボタンがあり、そのボタンを操作すれば、ヘビが自分に近づくか、自分から遠ざかるかを選択できるようにしておいて、同時にSCRを計測した実験があります。その結果、恐怖感の強さとSCRの間に相関が認められました。でも、この実験の興味深いところはここから。

ヘビが近づけば怖い。その気持ちが変わることはないとしても、勇気を振り絞ってヘビが近づくことを選択した参加者がいました。その時のSCRはどうなったかと言うと…なんと低下した＝発汗が減少したのだそうです。この場合は、気持ちの変化→身体の変化だったようで、恐怖を乗り越えようという気持ちに身体が応えたことをあらわしています。

気持ちが変わると身体が変わる。だから、気持ちの切り替えが大事という話にもつながりますが、この場合の切り替えとは、意識的感情調整ではなく、潜在的感情調整に属するため、瞑想やメンタルトレーニングに関わる領域です。

なお、先ほど「（と心拍数）」と書きましたが、ＳＣＲにしても心拍数にしても、どちらも生理的な反応で、生理的反応が大きい＝身体が反応しやすい人ほど、アイオワギャンブル課題の成績が良いことも知られています。シンプルに考えて、その方が変化に気づきやすいというところでしょうか。

偽りの心拍音

感動する話を見たり聞いたり、魅力的な人に出会ったり、興奮度が高まるほど心拍数は増えるもの。そして、心拍数の増加とともに経験することは印象に残りやすいという法則を応用した実験について。

この実験では、参加者に写真を眺めてもらいながら、同時に「あなたの心拍音」と偽って、本来の心拍よりも「速い（人工の）心拍音」と「遅い（人工の）心拍音」を、それぞれ聞いてもらいました。すると、「速い心拍音」とともに見ていた写真の方に強い魅力を感じたのだそうです。

つまり、心拍数を錯覚させた結果、写真に対する魅力度を操作できたわけですが、これ、いわゆる「吊り橋効果」ですよね。それが、偽りの生体情報でも再現可能ということを確かめた実験と思われます。

潜在意識が聞き分ける

（突然ですが）質問二：自分の声を正しく聞き分ける自信はありますか？

録音した自分の声を聞いて、「私ってこんな声なの？」と驚いた経験は、おそらく多くの人がお持ちでしょう。でも、それは録音した声を聞き慣れていないからであり、たくさん聞けば自分の声くらい聞き分けられるようになる…はず。実際、有名人のインタビューなどを耳にした時、声だけで誰だか分かるなんてことも、よくあるわけですし…。

ところが、必ずしも慣れの問題とは言えないかも知れないことを示したのが次の実験。あらかじめお断りしておきますが、性別が変わったり、年齢が大きく違ったりすれば、それはさすがに区別できるだろうということで、この実験では、同じ性別、同じ年齢の人の声を一〇〇人ほど録音して、その中に自分の声をまぜています。

さて、どのような結果が出たかと言うと、実は、自分の声を正確に区別できない人が、かなりの数いたのだそうです。でも、またまた、ここまでの話は序ノ口のようなもの。

この実験でも、声を聞いている間、参加者の手の甲にセンサーを着けて皮膚の反応を調べていました。すると、自分の声と他者の声に対して、皮膚は一〇〇％異なる反応を示していた（声を完全に聞き分けていた）ようなのです。つまり、意識レベルでは間違えたとしても、潜在意識レベル＝身体では完璧に区別していたわけですから、正確に答えられなかったのは、潜在意識＝身体の反応を意識に結びつけられなかったことが原因とも言えるでしょう。

その他、恐怖を感じた時、背筋に悪寒が走るという感覚についても、ネズミを対象とした実験では、天敵のヘビなどに由来するニオイを嗅がせると、背中の体表面温度が実際に低下することが確認されています。理由は、温度が下がれば敵に見つかりにくくなるため。つまり、遺伝的に備わった防衛機構のようなものですが、それがヒトにも受け継がれているとすると、恐怖によるゾクゾク感は、意識・無意識で察知した危機情報に対する身体反応ということになります。

勘が鋭いとは何が鋭いのか

ここまでの話をまとめると、時たま生じる、ぼんやりとした違和感のようなものは、身体反応に対する応答をあらわしているのかも知れません。

「どうしたの？何か気になるの？」と聞かれても、「いや、何でもない」としか答えようがない、けれども確実に何かを感じた気がする瞬間。「なぜそれを選んだの？」と聞かれても、「う〜ん、なんとなく」としか答えられない瞬間。その理由を無理やり説明しようとすると、意識が邪魔して（バイアスがかかって）かえってよく分からなくなるという経験は、きっと誰にでもあるのだろうと思います。そう考えると、勘の鋭さとは、身体反応を敏感かつ繊細に意識化できることとも関係しているように思うのですが、いかがでしょうか。

＊＊＊＊＊＊＊＊

意識に先んじて身体が何かを感知するのであれば、身体反応に何らかの意味を与えて特定の行動に導くことが意識の役割なのかも知れません。もちろん、一連の流れが円滑に進めば、このシステムは極めて効率的に機能するはずですが、そうはいかないのが人間らしいところ。あれこれ考えるあまり、目的地すら見失って迷走してしまう日常が、より現実に近い気もします。

《メンタルトレーナーを目指す人へ⑧》身体性

「身体性の欠如」。個人的な見解にすぎませんが、トレーナー目線から抱いた日本人に対する印象です（海外の事情には明るくないため、あくまでも日本人の）。身体の反応を理性で調整してしまう結果、スマートになりすぎているという感じでしょうか。

"Don' t think, feel."
"Stay hungry, stay foolish."
「この道を行けば　どうなるものか
危ぶむなかれ　危ぶめば道はなし
踏み出せば　その一足が道となり　その一足が道となる
迷わず行けよ　行けばわかるさ」

どれも引用され尽くした感のある言葉ばかりですが、言わんとするところは、おおよそ同じであろうと解釈しています。

考えることの大切さは重々承知の上で、しかし、感性としての身体性が欠如した経験に、はたして生命の火は灯るのでしょうか？ 白黒、損得、正誤、善悪、真偽 etc. その客観性は、どこから生まれたものでしょうか？

一流の軍師は、誰よりも豊富な戦場経験を持つもの。脳と身体の関係を考えれば、身体が発する声に、もっと耳を傾ける必要があるようにも思います。
「身体性の回復」。新たなテーマと感じていることです。

第六章

メンタルウェルネストレーニング 応用編

Mental Wellness Training

ここから応用編のトレーニングに入ります。応用編とは、難しいという意味ではなく、テンポ一一六のリズム運動、「段階的リラクセーション法」、「自律訓練法」を通じて、「期待感と満足感の反射」と「リラックスした集中への反射」を身につけていた方が効果を発揮しやすいという意味です。

具体的には、自律訓練法の特殊練習である意志訓練公式をアレンジした「覚醒自己暗示」と、「イメージトレーニング」を実践しますが、どちらも課題解決や目標達成に役立つ方法で、「覚醒自己暗示」では言葉を、「イメージトレーニング」では想像（イメージ）を主に使います。

言葉の力を利用して無意識行動を変える

まずは「覚醒自己暗示」から。「覚醒自己暗示」という名称の通り、覚醒状態（目が覚めている状態）で自分に暗示をかける方法で、意志訓練公式では七種類の公式に必要な言葉をあてはめて使用します。

◎中和公式「～は気にならない」「～は何でもない」など

使用例：「人前で話すことは気にならない」「この痛みは何でもない」

中和公式は、心身の苦痛が生理的に存在している（思い込みではない）ことを前提として、その苦しみや痛みに注意が向きすぎている結果、心理的な作用から自覚症状を強めている場合に使用します。したがって、苦痛そのものを取り除くのではなく、主観的に強められている苦痛を緩和する方法であると考えてください。

実際に存在する苦しみや痛み（特に身体の痛み）については、生体からの正常な信号ですので、中和公式を実践するとしても、その原因を取り除く努力は続ける必要があります。

また、「～は気にならない」の～に具体的な言葉をあてはめると、かえって苦痛が増して実践できない段階では、具体的な内容を思い浮かべることはせず、「何も気にならない」のように表現を変えて実践すると良いでしょう。

◎節制公式「〜をしないでいられる」「〜できる」など

使用例：「酒を飲みすぎないでいられる」「少し飲めば満足できる」

◎反対公式「他人は〜であろうと、自分は〜でない」など

使用例：「他人は酒を飲んでいようと、私は飲まない」

節制公式と反対公式は、特定の状況における望ましくない習慣を止める公式です。使用例では酒を取り上げましたが、「酒を一滴も飲まないでいられる」のような例外を許さない内容にしてしまうと、初めのうちは強い意志で頑張れたとしても、結局うまくいかなくなることが増えるかも知れません。その上、精神的な疲労をもたらしたり葛藤を起こしたり、かえって悪影響が出る可能性もあるので、状況を見ながら、「少し飲めば満足できる」など、もう少し緩めの内容に変える工夫も必要でしょう。

◎強化公式「もっといっそう〜ができる」など

使用例：「もっといっそう積極的に振る舞える」

◎支持公式「ほんらい私は〜なのだ」など（〜には望ましい状態をあてはめます）

使用例：「ほんらい私は前向きなのだ」

先ほど紹介した中和公式は、刺激に対する過度な反応を止め、苦痛の拡大を抑えるものでした。また、節制公式と反対公式は、望ましくない習慣を止めるものでした。その一方、刺激への反応が鈍い場合に、刺激に対する神経系の働きを強め、特定の状況において望ましい習慣が起こりやすくなることを意図して使用するのが、強化公式と支持公式です。

◎逆説公式「わたしは～を起こしてみせよう」（～には症状をあてはめます）

使用例：「わたしは人前でどもってみせよう」

◎実存公式「わたしは～なのだ」（～には症状をあてはめます）

使用例：「わたしは人前で顔が赤くなるのだ」

良いところを見せないといけない、恥をかきたくないなどの意識が強まるほど、かえって望ましくない状態に陥りやすくなるのは、多くの人が経験していることだと思います。そこで、抑えるのではなく解放する（開き直る）ことによって改善を試みるのが、逆説公式と実存公式です。ここでは、あるがままの自分を受け入れることが重視されます。

ここまで七種類の意志訓練公式を紹介してきましたが、これらの中からMWTのプログラムに採用しているのは、「中和公式」、「節制公式」、「強化公式（+支持公式）」です。気づいた人もいらっしゃるかも知れませんが、「中和公式」、「節制公式」、「強化公式」の使い方には違いがあります。「中和公式」と「節制公式」は、反応を弱めたり、望ましくない習慣を止めたり、「マイナス要素を減らすことや取り除くこと」に主眼が置かれている一方、「強化公式」は、望ましい習慣が起こりやすくなるように反応を強める、「プラス要素を増やすこと」に重点が置かれています。したがって、マイナス要素の影響が強いようであれば「中和公式」や「節制公式」から始めて、プラス要素を増やすことが効果的と判断すれば「強化公式」を優先させるのも一つの考え方です。あるいは、「中和公式」と「節制公式」は、「強化公式」につなげるための公式だという言い方もできるでしょう。

また、中和公式「～は気にならない」・「～は何でもない」、節制公式「～をしないでいられる」のように、「～ない」と否定で終わるだけでは未来がありません。そこからどうするのか、どうしたいのかを考えた先に生まれる「～ある」によって未来は作られるものであり、ゆえに、肯定―ここでは「強化公式」―にたどり着くことが、人生を切り拓くためにも必要なステップと捉えてみても良いかも知れません。

コラム⑪　比較優位の理論とダイバーシティ

（表17）を見ながら読む必要がありますので、ややこしい話が苦手という人は、直接結論（最終段落）に進んでください。

仮にAさんもBさんも、自分が釣る魚と採る茸が同数になるように生産すると、二人の生産数を合わせた総数は魚八匹と茸八個になります。

ここで、魚一匹（茸一個）を増やすために、減らさざるを得ない茸（魚）の数を計算すると、Aさんは魚を釣る方が得意（魚一匹を増やすために減らさざるを得ない茸の数が少ない＝機会費用が小さい）であり、Bさんは茸を採る方が得意であることが分かります。この場合、Aさんは魚の生産に比較優位（茸の生産に比較劣位）を持ち、Bさんは茸の生産に比較優位（魚の生産に比較劣位）を持つと言い、これが比較優位の理論と呼ばれる理由です。

この結果をもとに、お互いの時間配分を得意な作業に重点化すると、総数を魚一〇匹と茸一〇個に増やすことができます。そこから、魚一匹に対して茸一個の比で交換すれば、一人で同数を生産（消費）する場合とくらべて、両者ともに魚と茸の生産数（消費数）を増やすことができるわけです（Aさん6→7、Bさん2→3）。

比較優位の理論が教えるところは、Aさんに対するBさんのように、他者と比較して、仮にあらゆる能力が劣る（AさんはBさんに対して絶対優位を持つ、BさんはAさんに対して絶対劣位を持つ）としても、相対的に自分が得意な分

	Aさん	Bさん	
1時間で釣れる魚の数	6匹	1匹	Bさんとくらべて Aさんは魚も茸も生産能力が高い(絶対優位)
1時間で採れる茸の数	3個	2個	
魚と茸が同数になるよう3時間を配分			総数
魚の生産数	6匹(1時間)	2匹(2時間)	8匹
茸の生産数	6個(2時間)	2個(1時間)	8個
魚1匹(茸1個)を増やすために減らさざるを得ない茸(魚)の数=機会費用			
魚1匹 増	茸0.5個 減	茸2個 減	Aさんは魚の生産が得意(比較優位)
茸1個 増	魚2匹 減	魚0.5匹 減	Bさんは茸の生産が得意(比較優位)
得意な方に重点化して3時間を配分			総数
魚の生産数	10匹(1時間40分)	0匹(0時間)	10匹
茸の生産数	4個(1時間20分)	6個(3時間)	10個
魚1匹に対して茸1個の比で交換			
魚の生産数	7匹	3匹	重点化と交換により両者の消費数が増加
茸の生産数	7個	3個	

(表17)　比較優位の理論

ヨラム・バウマン「この世で一番おもしろいミクロ経済学　誰もが合理的な人間になれるかもしれない16講」をもとに作成

野に注力した上で、他者と協力すれば、総数を増やすことにも貢献できるし、絶対優位を持つ人も絶対劣位を持つ人も、ともに消費数を増やせるということです。

同じような話はダイバーシティ（多様性）の観点からも指摘できて、ダイバーシティには、デモグラフィー型とタスク型があり、デモグラフィー型は、性別や年齢など外面的な（外から見える）多様性、タスク型は、経験や能力など内面的な（外から見えない）多様性をあらわします。

ダイバーシティを導入することで、イノベーションの創出など、集団としてのパフォーマンスが上がると言われていますが、それは、タスク型の場合のみ見られる効果のようです（〝流行り〟のデモグラフィー型だけだと明確には向上しないようです）。要するに、色々な経験や能力を持つ個が集まり、その間に「つながり」が生まれれば集団としてのメリットがある一方、どれだけ高い能力の持ち主を集めたとしても、似たような属性を持つ個の集合体ではダイバーシティの効果は生まれない（似たもの同士から新たなモノは生まれない）ということ。

したがって、重要なのは、誰かのようになることではなく、自分を極めること、他者とくらべて優劣を気にかけることではなく、各々の強みを理解して、その生かし方を追求することにあると言えるのではないでしょうか。

《メンタルトレーナーを目指す人へ⑨》笑うな？

指導者の中には、教え子が笑顔でプレーしているのを目にした時、「何へラヘラ笑っているんだ」、「もっと真剣にやれ」などと注意する人もいます。本当に〝ヘラヘラ〟している場合は別として、心理学研究においても、楽しんでプレーする方が高いパフォーマンスを発揮しやすいことは、もはや常識レベルで証明されているにも関わらず、いまだに真逆の（楽しむことなどもっての外と考える）指導が続いている現実もありますが、なぜ、そのようなことが続くのでしょうか。

指導者の人間性の問題などと解釈するのも、それはそれで個人の自由ですが、ここでは少し視点を変えて、指導者個人の経験と照らし合わせた場合、笑顔を見せるのは〝真剣〟ではない証拠と捉えるのが妥当な可能性もあります。

まずは、指導者が現役プレーヤーだった頃、どのような時に笑顔になれたのかを考えてみましょう。何かの大会で優勝するとか大活躍するとか、それはもちろん嬉しいことだと思いますが、頻繁に起きることではなさそうです。それよりも、シンドくて辛い日頃の練習が何らかの理由で中止になり思わず笑顔になるとか、練習の合間のおしゃべりで笑顔になるとか、そういうことの方が、むしろ多いくらいかも知れません。

そのような経験を積み重ねたプレーヤーが指導者になり、教え子の笑顔を見てラクをしている（サボっている）と感じたとしても――良いか悪いかは別として――不思議なことではありません。つまり、自分の経験を教え子に投影して、相手の心理を推測した結果の注意（「何ヘラヘラ笑っているんだ」、「もっと真剣にやれ」）とも考えられるわけですから、人間性の問題と決めつけるのは、短絡的すぎる嫌いがあります。

ただし、自分の注意には指導的な意味があると本気で思うなら、その意味を理解させるのも指導者の役割です。指導を引き受ける経緯は色々あるとしても、相手の成長を信じるのが指導者の責任であることに変わりはなく、それができないなら、指導者と呼ぶにふさわしくはないと思います。指導者であれば、自分（現在）の指導が、次の世代（未来）の指導者を育てていくことを自覚して、みずからの行為を省みる必要があるはずです。

イメージの力を利用して無意識行動を変える

続いて「イメージトレーニング」です。イメージと言うと、視覚的なイメージを思い浮かべる人が多いかも知れませんが、聴覚、嗅覚、触覚、味覚を含めたどの感覚でも構いません。心身ともに心地よくリラックスした雑念のない集中状態で、特定のイメージを思い浮かべると、そのイメージが「リラックス集中」状態と結びつきます。

また、ＭＷＴは「満足感」に重きを置くトレーニングですので、「イメージトレーニング」も満足感で締めくくるのが鉄則です。その結果、イメージと満足感（ドーパミン分泌）がつながり、満足感を得たい意欲（期待感）が行動を促すというメカニズムが動き始めます。

「イメージトレーニング」には、「脳へのプログラミング」という別名もありますが、これは、「イメージ」＋「リラックス集中」＋「満足感」をセットにして、脳にプログラムすることをあらわします。そのため、どのようにイメージをするのかが、イメージトレーニングの成否に関わるわけです。

仮に、「緊張」・「不安」の状態で繰り返し何かをイメージするとしましょう。当たり前のことですが、緊張や不安をもたらすイメージからは、できるだけ距離を置きたくなりますよね？思い出すだけで嫌な気分になる人や場所からは、なるべく離れていたいですよね？これが脳力③逃走態勢ですので、このようなイメージを繰り返し思い描けば、課題解決や目標達成を避けるような行動が生み出されてしまい逆効果です（脳力③闘争態勢が発動する場合もあるかも知れません）。

イメージも使い方次第ですので、ここでは効果的な「イメージトレーニング」の手順を紹介します。

イメージトレーニングの手順（MWT版）

①目を閉じる（準備）
②深呼吸をする（リラックス）
③手や腹の温感、額の涼感を感じる（リラックス確認と意識集中）
④イメージをする（課題解決・目標達成）
⑤満足感に浸る（イメージを満足感と結びつける）
⑥大きく伸びをして、ゆっくりと目を開ける（覚醒）

①目を閉じる（準備）

目を開けておこなう場合もありますが、外部から入力される視覚情報が多いとイメージを妨げることもあるため、基本的には目を閉じた状態で始めます。また、音楽をかけた方がリラックスしやすいのではないか、部屋を暗くした方が集中しやすいのではないかと質問されることもありますが、「お好きなように」というのがひとまずの回答です。

ただし、第五章でも述べた通り、特定の環境下でないとトレーニングができなくなるような条件づけは避けたいので、色々とこだわりすぎない方が良いとは思います。明るくても暗くても、うるさくても静かでも、どのような場面でも同じように取り組める方が、トレーニングとしては望ましいでしょう。

②深呼吸をする（リラックス）

深呼吸の目的はリラックスです。MWTでは呼吸の仕方（呼吸法）に特別の指定はありませんが、4秒かけて息を吸い、4秒そのまま息を止め、8秒かけて息を吐くという4-4-8の呼吸くらいであれば、リズムも生まれやすくなるので意識しても良いかも知れません。あとは、イスに座るか寝転がるか、いずれにしても、リラックスをしやすい姿勢で身体の力を抜き、ゆっくりと呼吸をすれば良いくらいに考えてください。

③手や腹の温感、額の涼感を感じる（リラックス確認と意識集中）

リラックス具合を確認します。「自律訓練法」が身についていれば、温感や涼感は感じられるはずですが、万が一感じられない場合は、無理して④に進む必要はありません。

また、温感や涼感に（受動的に）意識を向けることで、雑念が少なくなる分、意識集中状態を作りやすくなります。これは、数息観やろうそく瞑想と同じ考え方です。

④ イメージをする（課題解決・目標達成）

ここで重要なことの一つは、何をイメージするのかですが、イメージトレーニングには、リハーサル（予行演習）として予定をイメージする、エクササイズやリハビリテーションの一環として動きをイメージするなど、いくつかの種類があります。これらは、スモールステップで一つ一つの過程をイメージすることに重点が置かれますが、ＭＷＴにおける「イメージトレーニング」は、課題解決や目標達成に脳の働きを生かす方法ですので、過程には一切こだわりません。

どうすれば成し遂げられるかなどの細かい段階は考慮せず、とにかく解決した場面（解決した〝い〟ではない）、達成した場面（達成した〝い〟ではない）、要するに、自分が最高に満足できる場面だけを思い浮かべるようにします。そのためにも、あまり長い時間をかけず、瞬間的なイメージで終わらせる方が効果的でしょう。

⑤満足感に浸る（イメージを満足感と結びつける）

ＭＷＴの特徴とも言える部分ですが、最後は満足感で締めくくります。そうすることで、単なるイメージが満足感をもたらすイメージに変わり、満足感を得ようとする期待感が高まりやすくなる結果、意欲が湧き、アイディアが生まれ、行動が変わる。それが繰り返されることで、イメージが具現化されやすくなるというのが「イメージトレーニング」のロジックです。

これは、サイバネティクスという分野における「フィードバック制御」に通じる話でもありますが、このメカニズムは、私たちの日々の行動にも影響を与えています。たとえば、視床下部の体温調節中枢や摂食中枢（満腹中枢）には生理的な目標値が設定されているため、その目標値を維持しようとする欲求（温欲・食欲など）や、行動（摂食行動など）が自動的に作られます。そして、目標値が達成されると満足感を得られるという、ここまでの一連の流れを生体恒常性（ホメオスタシス）と呼び、この仕組みを応用したものが「イメージトレーニング」です。だからこそ、イメージを満足感と結びつけることが欠かせないわけです。

⑥大きく伸びをして、ゆっくりと目を開ける（覚醒）

最後に伸びをしてから目を開けます。これは、覚醒状態への切り替えで、伸びをするなどの刺激を与えずにいきなり目を開くと、フラフラしたり、しばらくボーッとしたりしてしまう人もいるので、省略せず、しっかりと実施するようにしてください。

ここまで、効果が出やすい「イメージトレーニング」の手順を紹介してきましたが、これは、好きな人（憧れの人、恋愛対象の人など）に対して、知らず知らずのうちにおこなっていることでもあります。

目を閉じるかどうかは分かりませんが、時には深いため息まじりで、幸せな気持ちとともに特定の人を思い浮かべる（不安も喜びのスパイスです）。誰に頼まれたわけでもないのに、それを何度も繰り返すわけですから、否が応でも思いは募ることでしょう。やがて、居ても立ってもいられなくなり、その人のためにできることはないかと勝手に知恵を絞り始める。そして、千載一遇の機会が訪れれば、あらゆる予定をキャンセルしてでも、そのチャンスをものにするために最大限の努力をする（たまには認知的不協和が発動するケースもありますけど）。

前段落の「人」を、「課題（解決）」や「目標（達成）」に置き換えても文章は成立するので、つまりは、そういうことです。イメージとは、それほど大きな影響力を持つものと考えれば、有効活用しない理由はありませんよね？

まとめると、イメージをする際は、そのイメージに付随する感覚と感情が重要という話でした。だからこそ、イメージをうまくトレーニングすれば、その先の行動に方向性と推進力を生み出すこともできるわけです。それが、課題解決や目標達成に向けた「イメージトレーニング」の一つの役割であり、課題（目標）という「種」を、解決（達成）という「花」に育てるための強力な動因に成り得るものでもあります。

さて、イメージとは本来自由なものであり、現実にとらわれることなく発想すれば良いものですが、もし、なかなか自由にイメージを思い描けないようであれば、その最大の障壁は、「経験」と「意識」にあるかも知れません。前者についてはこれから獲得していくとして、次章では後者について説明します。

コラム⑫　モチベーション

もはや語り尽くされた感のある、元メジャーリーガー、イチロー氏の言葉を引用しながら、モチベーションの話をしてみようと思います。

満足感やモチベーションに対する考え方

モチベーションの持続というテーマで思い浮かぶのは、元メジャーリーガーのイチロー氏です。

まずは、メジャーリーガーとして史上三十人目の三千本安打を達成した試合後、記者会見で語ったモチベーションに対する考え方を紹介します。三千本の達成感を、どう消化して次に進むのかという質問に対する答えです。

「達成感って、感じてしまうと前に進めないんですか？そこが、そもそも僕には疑問ですけど、達成感とか満足感は、味わえば味わうほど前に進めると思っているので、小さなことでも満足するのは、すごく大事なことだと思うんです。（中略）それを味わうと、また次へのやる気、モチベーションが生まれてきます。」

続いて、別の機会での発言ですが、イチロー選手に満足はないのかという質問に対する答えです。

「僕は一杯満足していますからね。（中略）満足したら、それで終わりだと言いますが、とても弱い人の発想ですよね。僕は、ものすごく小さなことでも満足するし、達成感も時には感じるし、そうすることによって、次が生まれてくるんですよね。意図的に、こんなことで満足しちゃいけない、まだまだだと言い聞かせている人は、しんどいですよ。じゃ、何を目標にしたら良いのですか？嬉しかったら喜べば良いんですよ。」

イチロー氏のような特殊な人（？）の話では、あまり参考にならないかも知れませんが、あえて整理してみると、達成した結果に対して感じる満足と、達成に向かう過程で感じる満足とは、分けて考えた方が理解しやすいと思います。仮に、何かを達成しなければ満足を感じられない（感じてはいけない）とすると、達成するまでの間、意識は常に足りないものに向くわけですから、ほとんどの人は道半ばで挫折してしまうのではないでしょうか（世の常として、人口に膾炙する成功譚には希少なメンタルモンスターの物語が多いわけですが）。

結果に対する満足は、いずれの楽しみに取っておけば良いのであって、そこへ向かう途上の経験も楽しめれば、単純計算でも楽しさの総量が増えますし、喜びや満足を感じる機会が増えれば、行動を継続するためのモチベーションも高まりやすくなります。達成への近道は継続、継続への近道は日々の満足ですから、必然的に目標も達成しやすくなるというわけです。

とはいえ、達成した時の満足は、とても感じやすいのに（当たり前ですが）、そこに至るまでの満足は、なかなか感じにくいという現実とは、どう向き合えば良いのか？その問いに対する答えの少なくとも一つは、読者の皆様であればご承知のようにMWTを実践することにあります。

MWTのキーワードは、「期待感と満足感の反射形成」です。イチロー氏のような超一流アスリートになることを目指していなくとも、よりよく生きることを目指すという意味では、多くの人の参考になる考え方だと思います。

外発的モチベーションと内発的モチベーション

モチベーションには、外発的モチベーションと内発的モチベーションがあります。それぞれの一般的な分類は次の通りです。

外発的モチベーションとは、「主体側の欲求が弱い場合に、賞罰などの誘因を利用して動機づけをすること」、「当該行動とは独立に存在する、別の目的のための手段として行動が生起すること」。たとえば、健康のために運動する、など。

内発的モチベーションとは、「主体側の欲求が強く、誘因が貧弱な場合でも行動が誘発されること」、「当該行動そのものが、自己目的的に生起すること」。たとえば、楽しいから運動する、など。

イチロー氏は、間違いなく野球が大好きだと思うのですが、そのような純粋な気持ちに突き動かされている時は、内発的モチベーションが働いています。一方、具体的な目標のために（お金を稼ぎたいなど）行動している時は、外発的モチベーションが働いています。これが一般的な分類で、より高いパフォーマンスを発揮しやすいのは、内発的＞外発的と言われていますが、要するに、モチベーションの源泉を数字などの目に見えるものに求めるより、自分の純粋な気持ちに従う方が望ましいということです。

ここで一つの疑問ですが、もし両方のモチベーションを同時に保持していた場合、パフォーマンスには、どのような影響が出るのでしょうか。実は、内発的モチベーション単独との比較はもちろん、外発的モチベーション単独との比較でも、パフォーマンスが低下することが指摘されていて、その理由はモチベーションの混乱にあると言われています。

たとえば、純粋な興味から始めたことがあったとして、続けていくうちにどんどん好きになり→好きこそものの上手なれで良い結果が出るようになり→良い結果を他者から認められるようになり→場合によっては金銭的報酬も得られるようになる。すると次第に、他者からの評価や報酬も気になり出して、好きだからやっているのか?評価されるからやっているのか?何のために行動しているのか分からなくなり、モチベーションが混乱してパフォーマンスが低下する。したがって、混乱を招くくらいなら、外発的モチベーション単独にもとづいて行動する方が、パフォーマンスレベルを維持できるので、まだマシということです。

実際には、内発的モチベーションと外発的モチベーションの「混乱」ではなく「循環」が起こっている可能性も考えられますが、いずれにしても、両方のモチベーションを同時に保持していた場合、パフォーマンスは低下すると言われています。

コラム⑬　努力目標と達成目標

時間の流れは早いもので、もう昔話のような感もある〝ステイホーム〟という言葉ですが、かつての人類は、ステイホーム中心の村社会に生きていて、機械化が始まる産業革命を境に、労働集約的な働き方、つまり、都市型の生活に変わっていきました。

産業革命以前の農業を中心とした社会では、生産活動の中心は人力、また、自然とともに生きることが自明であり、その自然とは、人類がコントロールしきれない存在として認識されていました。したがって、最善の努力はするし、神に祈りを捧げたりもするけど、最後は起こったことを受け入れるしかないという心持ち=メンタリティーが形成されやすくなっていたであろうと推測されています。

そういう事情から、この社会ではまだ、個人としての夢や目標を持つという考え方が一般的ではなかったようです。

時代は下って、産業革命以後の工業を中心とした社会では、生産活動の中心が機械に移ります。機械とは、人工物であり、人類がコントロールしきれる道具です。したがって、時間をかければかけるほど生産量を増やせることから、「24時間戦えますか」的な気合と根性を奨励する社会背景が誕生しました。明治時代の大ベストセラーであり、古典的名著と評される「西国立志編」（スマイルズ）―現在は原題のSelf-Helpから「自助論」というタイトルに変更されています―の冒頭、「天は自ら助くる者を助く」という自助の精神をあらわす表現も、そうした時代背景を象徴するものと言えるでしょう。

さて、時間をかければかけるほど生産量を増やせる―このことを、資本家側から見れば、労働者を〝搾取する〟発想につながりますし、労働者側から見れば、文字通り〝身を粉にして働く〟発想につながります。人類の歴史に、（必需以上の）大量生産と個人の目標という概念が確立した瞬間です。

余談ですが、自分の傲慢さを戒めたいなんて気分の時は、理不尽の宝庫である自然の中に身を置くと、人生には儘ならぬことがあると実感できる…かも知れません。

ここまでの話をまとめると、農業社会における目標とは、達成できなくとも「（ある程度は）仕方がない」と受け入れて次に向かうしかない、いわば「努力目標」と言えます。それに対して、工業社会における目標とは、達成できて当たり前、できなければ「ダメ」という評価が（自己評価も含めて）下されやすくなる「達成目標」と言えるでしょう。

つまり、目標達成を重視する価値観は、あくまでも時代の産物にすぎないわけです。ですから、目標を定めて、それを達成することにやりがいを感じる人（時期）は、とことん追求すれば良いし、なかなか思い通りに進まない人（時期）は、そこに「ダメ」出しをするのではなく、むしろ次に向けた貴重な経験として受け入れる方が、実りある人生を送れるようにも思います。「まぁいいか」、「なんとかなる」、「よくなる」、「きっとよくなる」という言葉とともに。

《メンタルトレーナーを目指す人へ⑩》目標設定の効用

目標設定の効用として語られるのは、たとえば次のようなストーリーです。

進むべき方向性が明確になると、内発的モチベーションが誘発される。すると、トレーニングに対する取り組み方が変わり、設定したメニューを一つ一つクリアしていく過程で自信が生まれ、パフォーマンスの進歩を通じて自身の成長を実感できる。そして、ますますやる気が高まる。

このような好循環を生み出すために、目標を設定することは有効な手段と言えます。では、ここから導き出される目標を持つことの意義とは何でしょうか？

目標と言うと、未来のことのように思われるかも知れませんが、もしご自身が何かに目標を持って日々を過ごした経験があれば、その時のことを思い出してください。どうでしょう。毎日がイキイキとしていませんでしたか？もちろん、この場合の目標は、みずから定めた目標であることが大前提です。

目標は未来のためというよりも、「今ここ」の瞬間を充実させるためにあります。「ここではないどこか」ではなく、「今ここ」にしっかりと根を張る状態、没頭できる状態のことをフロー（ゾーン）とも呼びますが、その結果、目標に向かう過程にも集中できて、心ここにありの状態で日々を過ごせるようになります。

メンタルトレーニングの特長の一つは、具体的な目標がない場合でも、日常のコンディショニングに使えることですが、目標を設定する場合は、その意義もしっかりと把握した上で指導すると良いでしょう。

第七章

ポジティブ回路を強化

Mental Wellness Training

あらゆるトレーニングにあてはまることですが、毎回「よしやるぞ」と意志を要するようでは、継続も不安定になりやすいでしょう。また、「意志力」という貴重な資源の無駄使いにもなるので、それよりは、トレーニングなのかどうかも分からないくらい日々淡々と繰り返せる方が、具体的な成果にもつながりやすいはずです。言うなれば、顔を洗うくらい当たり前に実践できるのが理想的だと思います。

そこで、MWTでは「思い方の練習」を用意しました。これも当然、「期待感と満足感の反射形成」に向けたトレーニングの一つです。普段、気持ちをうまく切り替えられない人が、重要な場面になると、なぜか上手に切り替えられるというのは、なかなか考えにくいですよね。そこで、日頃から脳力③よりも①②が働きやすいように準備しておいて、だからこそ、ここぞという場面でも脳力①②が発揮されやすい、あるいは③↓①②に切り替わりやすくなることを目指していきます。

思い方の練習

思い方の練習では、日常生活の中にトレーニングの要素を取り入れているため、日課の一種と捉えた方が理解しやすいかも知れません。実践するのは、就寝時、起床時、食事時です。

◎就寝時：よかった（満足）・ありがとう（感謝）

ＴｈｅＭＷＴとも言える超基本のトレーニングです。息を吸いながら「よかった」、息を吐きながら「ありがとう」、これを布団やベッドの中で繰り返します。睡眠直前に満足感と感謝の気持ちに浸り、リラックスをした心地よい状態を作ることで睡眠の質を上げ、自律神経のバランス改善、疲労回復、ストレス解消などの効果を高めることが一つ目の狙いです。そして、満足感の感度を高めながら、満足を感じる（よかった）↓満足を表現する（ありがとう）という、第三章で説明したＡ10↓Ａ９の流れを強化するのが、もう一つの狙いです。

現代人特有の問題なのかは分かりませんが、日本人の場合、五人に一人と報告されるほど睡眠の問題を抱える人が多いと言われていて、その人たちに共通しているのが、布団やベッドの中で考えごとをしてしまう点。眠れないから考えてしまう面もあるとは思いますが、過去を思い返したり（後悔・反省）、将来を思い浮かべたり（心配・不安）。しかも、あえてそうしているというより、布団やベッドに入ると、その思考回路が反射的に始動してしまうところもあるようですので、おそらく何（十）年もかけて身につけた癖や習慣＝一種の条件反射なのでしょう。それでは良い睡眠を取れるはずがありませんし、また、新しい一日は前日の睡眠から始まると言われることを考えれば、仮に睡眠時間を長くしようが寝具を変えようが、良い目覚めを迎えられるはずもありません。でも、もしそれが本当に癖や習慣なら、今から変えることができます。

ちなみに、「睡眠の役割は何？」と質問されることもありますが、その学術的な定義は、ひとまず置いておくとして、私の捉え方は「次の日の準備」です。健康な状態に戻すのも、記憶を整理するのも、新たに迎える一日を生き抜きやすくするためだと思っています。

一つ付け加えておくと、「よかった…何が？」、「ありがとう…誰に？」などと理由を考えないようにしてください。理由を考え始めると、思考回路が動き出して睡眠の妨げになるからというのもありますが、もっと本質的なのは、理由を探す癖がついてしまうからです。

「理由→満足・感謝」のように理由が先行するようになると、理由があるから満足・感謝できる⇒理由がなければ満足・感謝できないという思考パターンに陥り、理由に主導権を握られてしまいます。思い方の練習を通じて身につけたいのは、少なくとも「満足・感謝→理由」の順序ですが、もっと極端に言えば、満足と感謝があればOKで、理由など、ついでに後づけしておけば良い程度のものです。それこそがポジティブと呼べる状態で、もちろん、ポジティブシンキングのように理性の力に頼る方法もあるにはありますが、それはあくまでもテクニックであり、本質的なポジティブに、そもそも理由など必要ないのです。

◎起床時：よく寝た（満足）・いい気持ち（満足）・今日もいいことがある（期待）

目が覚めた時、何を思っていますか？ そんなの気にしたことがないという人も多いかも知れませんが、生きている限り、少なくとも一日一回は目を覚ますわけですから、その機会を有効活用しない手はありません（一日の睡眠回数が多い人は、それだけチャンスが多くあると考えてください）。

起床時の基本的な練習としては、布団やベッドの中で、①息を吸いながら大きく伸びをして、息を吐きながら身体の力を抜き「よく寝た」と思う。②同じように、息を吸いながら大きく伸びをして、息を吐きながら身体の力を抜き「いい気持ち」と思う。③もう一度、息を吸いながら大きく伸びをして、息を吐きながら身体の力を抜き「今日もいいことがある」と思います。エッセンスとしては、「段階的リラクセーション法」で説明した、緊張→リラックス→ポジティブ意識への反射形成と同じものです。

ただ、そうは言われても「毎日の目覚めが不快で、ちょっと難しい…」と感じた人もいるかも知れません。もしそうなら、難しいからこそ大きく変われるチャンスと考えてみてはいかがでしょうか。

また、仮に睡眠時間が短くても「よく寝た」と思うの？と尋ねられることもありますが、私からは「そうです」と回答しています。なぜなら、思い方の練習は、主観的に満足を感じるための練習であり、客観的な睡眠時間を評価しているわけではないからです。

それに、もし客観的な睡眠時間が短いとしても、それを不満に感じたところで、過ぎた時間が戻ってくるわけではありません。それなら、必ずしも理想的とは言えない状況で、何をどう思うかの練習と捉えてみましょう。日常生活にあてはめても、思い通りにいかない場面でこそメンタルの重要性が問われるものです。

もう一つ付け加えておくと、「眠い」とか「まだ寝ていたい」と思いながら起きるようでは、やりたくないことをやるのと同じ状態でスタートを切ることになります。それでは、元気が湧いてくるはずもありませんし、新しいことに対してイヤイヤ始める癖をつけているようなものです。どんな状態であれ、目覚められたことは生きている証拠ですから、起床時の「よく寝た」、「いい気持ち」、「今日もいいことがある」を、ぜひ習慣化してください。

◎食事時：おいしそう（期待）・おいしい（興味）・おいしかった（満足）

指摘されれば、ごく当たり前のことと感じるかも知れませんが、意外と疎かにしがちなのが食事ではないでしょうか。MWTでは、食前の「おいしそう」、食間の「おいしい」、食後の「おいしかった」を基本としていますが、要するに、心ここにあらずではなく、きちんと目の前の行為（ここでは食事）に集中しましょうということ。どんなに忙しい時でも、そのくらいの時間は取れるはずです。

念のために言い添えておきますが、「おいしそう」は食事の準備を含めた期待感ですから、できる範囲で、ワクワク感を高める工夫を惜しまないようにしてください。

そして、就寝時の「よかった」、「ありがとう」と同様、食事時の思い方の練習を実践すれば、その度ごとに気持ちをリフレッシュすることができます。食事とは、空腹を満たしたり栄養を摂取したりするだけの行為ではありません。メンタル面で不調に陥りやすいのは、不安や不満が絶えず続く場合ですから、未来にも過去にもとらわれない「今ここ」に注意を向け、身も心も満たす機会を多く作れれば、大きな問題への予防策にもなるでしょう。

このように、日常生活の中で繰り返される一つ一つの行為にしっかりと意識を向けられるからこそ、ここぞという場面でも気持ちを切り替えて集中しやすくなるのです。先ほども書いたように、普段から気持ちの切り替えが下手な人が、大事な時だけ気持ちを上手に切り替えられるなんて、そんな都合の好い話は、なかなか考えにくいと思います。

普段でもできるから、ここ一番でもできる。そのためにも、まずは目の前の行為に向き合うことから始めてみてください。

この章で紹介してきた、就寝時（一回）、起床時（一回）、食事時（三回）の思い方の練習を続ければ、一週間で三五回、一か月間で一五〇回、一年間で…と、まさに塵も積もれば山となります。

思い方の練習も、「期待感と満足感の反射形成」に向けたトレーニングの一環です。この章のタイトルが「ポジティブ回路の強化」となっているように、この練習を繰り返すことで、仕事や勉強などにも前向きに取り組みやすい脳の働きが育まれます。心理学では「般化／汎化」（一定の条件反射が形成されると、最初の条件刺激と類似の刺激によっても同じ反応が生じる）と呼ばれる現象ですが、色々なことに対して、脳力①健康維持力・自然治癒力、脳力②能力発揮態勢を使えるようになると理解すれば良いでしょう。

思い方の練習は、実践するかしないか、その違いしかありません。継続は力なりという意味でも、今日から始めて欲しい内容です。

コラム⑭ サンクコストと一貫性の原理

行列に並んでいる場面を想像してください。

「当初は二時間待ちと言われたものの、二時間待っても順番が回ってこない。しかもどうやら、あと数十分はかかりそう。次の予定もあるし、もう止めた方が良いかな？でも、せっかく二時間も待ったのだから、ここであきらめるのはもったいないし、次の予定も楽しみにしていたけど、そちらをキャンセルしてでも、やっぱりこのまま並んでおこう。」

この決断が正しいかどうかを判断する場合、何を基準に考えれば良いでしょうか？

そんなの、答えは色々あるだろう？と言われれば、その意見も分からなくはありません。ただし、ここでは判断基準を示したいので、「サンクコスト（sunk cost：埋没費用）」という考え方をもとに説明してみようと思います（「コンコルドの誤謬」の方が分かりやすい人は、適宜、脳内変換しながら読み進めてください）。

サンクコストとは、埋没した費用、つまり回収できない費用のこと。先ほどの例だと、行列に並んで費やした二時間のことです。ここで質問ですが、この二時間を取り戻す方法はあるでしょうか？

ようやく順番が回ってきた時、ものすごく満足できれば取り戻せるかと言うと、費やした時間が喜びのスパイスになることはあっても、過ぎ去った時間そのものを取り戻すことは決してできません。したがって、「二時間も待ったから」、「ここであきらめるのはもったいないから」、たとえ次の予定をキャンセルしてでも待ち続けるというのは、正しい判断とは言えない可能性があります。

では、どう考えて判断すれば良いのか？

それは、二時間という、それまでに費やした時間のことは一切考慮せず、そのまま待ち続けることによって得られる効用＝主観的な満足感と、(キャンセルしようか迷っていた)次の予定を遂行することによって得られる効用とを比較して、効用が大きい方を選ぶ。ここに、最良の判断基準（の一つ）があるのだろうと思います。

これは、時間に限った話ではなく、ギャンブルなどに投じたお金に関してもあてはまること。負けてしまった積算額を取り戻そうとか一発逆転を狙おうとか、余計な欲を出して、賭け金が大きくなったり倍率の大きい目を狙い出したり。シナリオ通りの典型的な泥沼パターンですよね。

もう一つ、「一貫性の原理」というものもありますが、これは、行動・態度・信念などは一貫させておきたいと思う心理のことで、その根底には、一貫性を保つことで他者から高評価を得られる（という思い込み）、あるいは、慣れ親しんだ意思決定ならコストを下げられる(決断をくだす時にアレコレ悩まなくて済む)などの意味が含まれています。

　自分の判断や信念はブレずに一貫していた方が良いという考え方は、誰しも耳にしたことがあるでしょう。確かに、初志貫徹、いったん決めたことを継続する大切さは重々承知しているつもりですが、では、そのまま続けることによって得られる効用と、他のことをすることによって得られる効用とをくらべて、後者の方が大きい場合、どのような判断をくだすべきか。ここまでの話を踏まえれば、後者を選択する方が良い、言い替えると、必要な時には自分の考えを変えられる方が良いという結論が導き出されるはずです。

「サンクコスト」や「一貫性の原理」にとらわれてしまうと、選択に歪みが生じやすくなります。失ったものの数を数えるより、これから得られるものに目を向ける方が望ましい、つまり、未来への選択は、未来のこと（だけ）に集中して決めるのがベストであろうという話でした。

コラム⑮　「よかった」→「ありがとう」の意味

「よかった」、「ありがとう」は、「よかった」で満足を感じて、「ありがとう」で満足を表現する、これがMWTにおける最も標準的な解釈です。

では、「ありがとう」の「満足を表現する」とは何を意味しているのでしょうか？　言い替えると、「満足を表現する」ことによって何が起こるのでしょうか？

「よかった」と感じるだけなら、自分の中に閉じた感情です。だから、息を吸いながら（自分の中で完結するように）思います。一方、「ありがとう」と表現することは、他者―それは人間に限らず―の存在を前提として、その対象へと気持ちを届ける行為です。だから、息を吐きながら思います。

そして、満足を表現した結果―それが本物の満足に促された表現であればなおのこと―伝えられた側の満足＝喜びを引き出しやすくなる。つまり、心からの感謝を伝えれば、伝えられた相手も嬉しくなるであろうという意味ですが、ここで成立する喜びの共有が、「ありがとう」（感謝）の本質ではないかと思うのです。

「ありがとう」を唱え続ければ幸せになるとか、人間関係の潤滑油になるとか、とかく機能的な言葉として使われる場面が増えた印象もありますが、本来は、自分が感じた心からの満足＝喜びを他者とも共有したい―その衝動から生じた表現ではないかと私は考えています。

「ありがとう」の本質が満足＝喜びにあるとすれば、「よかった」が先行することが自然な流れであり、だからこそ、「ありがとう」だけでは不十分で、「よかった」→「ありがとう」の順序に意味があるのです。

《メンタルトレーナーを目指す人へ⑪》基礎、基礎、基礎

トレーナーとしての第一歩を踏み出すと、知識が少ないゆえにトレーニングがうまくいかないと感じる時があるかも知れません。そこで、知識やら何やらを増やすために色々なことを勉強するわけですが、はたして、それ（だけ）で不足感や不全感が解消されるかと言うと、そうとは限らない気がします。

では、知識の量に代わる原因が、どこにあるのか？

その答えの一つは、手持ちの選択肢を使いきれていないことにあると思います。

秀でたトレーナーを見ていれば分かりますが、「秀でた」とはいえ、指導内容そのものは、ごく基本的なことが多く、それこそ、経験の浅いトレーナーでも知っていることが多くあるはずです。そうなると、足りないのは、知識そのものよりも、知識に対する理解度の方かも知れません。

どのような職種であっても、知識を増やすことは重要ですし、成長を望む限り、そこに終わりはないでしょう。でも、まるでショッピングをするかのごとく知識を増やし、どれ一つを取っても中途半端という状態では、何のための知識か分からなくなります。

また、流れ作業のように経験数を増やすばかりでは、効果的に経験値を上げられるかどうかも分かりません。

ＭＷＴとは、「よかった」、「ありがとう」に始まり、「よかった」、「ありがとう」に終わると言っても過言ではないトレーニングです。したがって、「よかった」、「ありがとう」だけで、どこまで解釈できるか、どこまで説明しきれるかに挑戦する方が、実力を上げられる可能性もあります。

インプットとしての知識も大事ですが、その知識について深く考えることも大事。一流のトレーナーとは、それを誰よりも繰り返した人のことだと思います。

第八章

脳波

Mental Wellness Training

ＭＷＴを語る上で欠かせない、陰の主役とも言える「脳波」について話をしていきましょう。ＭＷＴに脳波が加わると、俄然オリジナル性が増します。

一つ注釈を入れておくと、ここでの脳波の話は、脳力開発研究所の創業者であり、ニューロフィードバック装置「アルファテック」シリーズの開発者でもある、工学博士・志賀一雅の考え方にもとづくものです。志賀が工学の出身であることから分かる人もいるかも知れませんが、医学の脳波＝臨床脳波とは、考え方が異なるところがあります（最新型ニューロフィードバック装置「アルファテック７」も医療機器ではありません）。

たとえば、臨床脳波計は治療の一環として使用するため、大脳の器質的・機能的な疾患を検出することに主眼が置かれますが、アルファテック７では、大脳の機能的な特徴を抽出して、脳力が発揮されやすい状態かどうかを検出することに重きを置いています。したがって、ここから先の話は、脳力発揮の文脈における脳波の話と捉えてください。

β波 周波数：15〜26Hz	緊張感や焦燥感、不安やイライラなどの状態を反映する脳波。
ファストα波 周波数：12〜14Hz	一生懸命に意識集中した状態で、リラックスしておらず、あまりゆとりがない時の脳波。
ミッドα波 周波数：９〜11Hz	リラックスした意識集中状態で、頭がさえている時の脳波。
スローα波 周波数：７〜８Hz	無意識集中、休息集中など、リラックスして意識が低下した、まどろみ状態の脳波。
θ波 周波数：４〜６Hz	浅い睡眠状態であらわれる、意識がかなり低下した時の脳波。
δ波 周波数：１〜３Hz	深い睡眠状態であらわれる、意識がほとんどない時の脳波。

（表18）脳波の種類と特徴

脳波の種類と特徴

まずは、脳波の種類と特徴について（表18）。周波数が高い方から、β（ベータ）波、α（アルファ）波、θ（シータ）波、δ（デルタ）波の四種類ですが、β波の上に40Hz（ヘルツ）くらいまでのγ（ガンマ）波を加えることもあります。

もしかすると、周波数の境目の数値が自分の認識と違うと思っている人もいるかも知れませんが、（表18）はアルファテック7の設定をもとにした数値です。周波数の分け方に、世界共通、絶対唯一の正解があるわけではないようですので、そういうものと受け入れてください。

また、α波をファスト（fast）、ミッド（mid）、スロー（slow）の三種類に分けるのも、アルファテック7独自の考え方です。人によってはβ波を数種類に分ける場合もありますので、この辺りは、各々の興味や注目点が反映された結果であろうと思います。

ここからは、ＭＷＴにおける脳波の活用方法というテーマで話をしてみましょう。

◎α波とβ波／脳波を活用した課題解決・目標達成

得意なこと（好きなこと）をしている時はリラックスも集中もしやすい一方、苦手なこと（嫌いなこと）をしている時は緊張や不安を感じやすい。私もそうですが、これは多くの人に共通した感覚でしょう。こうした状態を（表18）の説明にあてはめると、次のような考え方が導き出されます。

・得意なこと（好きなこと）をしている時はα波

・苦手なこと（嫌いなこと）をしている時はβ波

さらに、鶏が先か卵が先かの問題として捉えると、次のような考え方もできます。

・α波と結びついているから能力を発揮しやすいので得意（好き）
・β波と結びついているから能力を発揮しにくいので苦手（嫌い）

以上の内容を踏まえると、脳波を活用した苦手克服トレーニングができあがります。

①まずは、ＭＷＴを実践しながら、α波（特にミッドα波）が計測される状態を作ります。
②その上で、α波が計測されている最中に、あえて苦手な（でも克服したい）ことを思い浮かべます。
③当然、最初のうちはα波が弱まる（β波が強まる）ことも多いと思いますが、繰り

返すうちに、苦手なことを思い浮かべてもα波が計測されるようになります。

④すると、β波と結びついていた（苦手だった）ことを思い浮かべてもα波を維持できるため、苦手だったことに対して能力を発揮しやすく（得意に）なります。

このように、脳波を測定しながらおこなうトレーニングを「ニューロフィードバックトレーニング（NFB：neuro feedback training）」と呼びます。

ちなみに（図8）を見ると、α波は、振幅が大きく、調和した波形であることから、脳の神経活動がシンクロナイズした状態と解釈できます。一方、β波は、振幅が小さく、調和のない波形をしていることから、脳の神経活動がシンクロナイズせず分散した状態と解釈できます。この辺りの波形にも、α波と

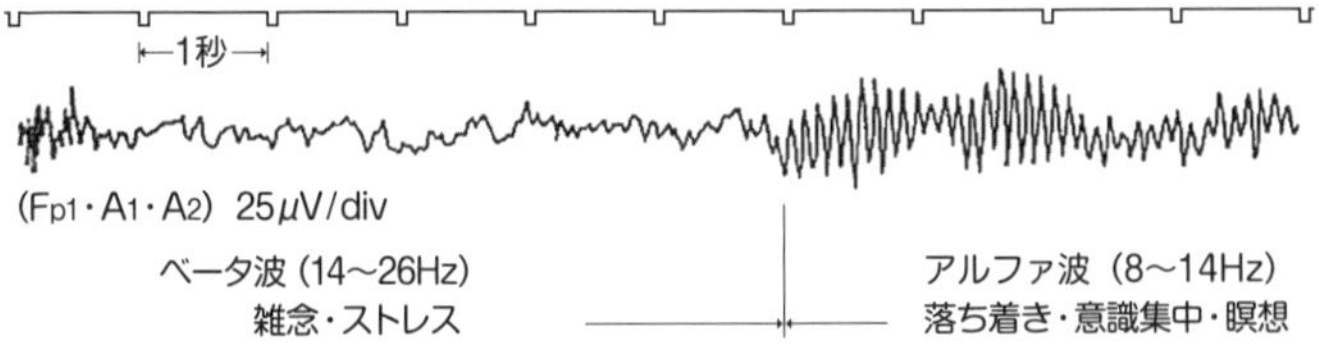

（図8）α波とβ波の波形

β波の特徴があらわれているようです。

次に、特定の目的に対して脳が集中して働いた時＝能力が発揮された時、α波が強く計測されたという事例を紹介します【事例一】【事例二】。

【事例一】

将棋の永世棋聖である米長邦雄さんが、一〇〇手詰めの問題を解いている最中の脳波を測定したところ、強いミッドα波が観察された瞬間に詰めの手筋がひらめいた（問題が解けた）。

【事例二】

円周率記憶の世界記録保持者（実験当時四万桁）であった友寄英哲さんが、円周率の一部を回想している最中の脳波を測定したところ、強いミッドα波が観察されている間は順調に思い出せたが、ミッドα波が弱く（観察されなく）なった時はうまく思い出せなかった。

ここでは、α波の中でもミッドα波に注目していますが、ミッドα波は、主に（顕在）意識活動に関連した脳波であることから、リラックスをしながら特定のことに（意識的に）集中している時に計測されやすい脳波です。したがって、ミッドα波が強い時は、記憶を思い出せる、五感が鋭くなるなど、意識をともなう能力が発揮されやすい状態と言えるでしょう。

一方、いわゆる第六感と呼ばれる類の能力には、（顕在）意識よりも潜在意識に関わる脳の働きが必要と思われます。そのため、特定の目的から解放された自由な意識状態の方が望ましく、脳波の種類としては、スローα波の帯域が関連すると考えられそうです。

先ほど、「脳波を活用した苦手克服トレーニング」を紹介したように、特定のイメージや言葉と、脳の状態＝α波を結びつけるようにトレーニングをすることで、苦手克服に限らず、目標達成や人間関係の改善などにも脳波測定を活用することができます。

なお、第六章でも書いた通り、イメージトレーニングは閉眼でおこなう場合が多いことから、特定の脳波（α波など）が計測されたタイミングで、特定の音が鳴るなどのプログラムを備えている装置も多くあります(目では確認できないので、耳で確認します)。アルファテック７では、ミッドα波＝鳥のさえずり、スローα波＝ピアノの演奏を初期設定としているので（マニュアル操作で音の種類を変更可能）、そうしたプログラムを活用して、音が鳴った瞬間に目標が達成した場面などを思い描けば良いということです(雑念が湧くのを防ぐため、イメージを思い描く時間も「一瞬」が良いと思います)。

◎ミッドα波とスローα波

ミッドα波とスローα波の違いについても説明しておきましょう。

・ミッドα波：自分で思い浮かべたことが、その後の行動に影響を与えやすい。
・スローα波：外部から取り入れたことが、その後の行動に影響を与えやすい。

これらは経験則を含めた特性ですが、ここから、ミッドα波の状態では、能動的なイメージトレーニングが有効という考え方を導出できます。また、（大人とくらべて）子供の脳波にはスローα波が多いのが一般的ですが、スローα波は、受動的に見聞きするものから影響を受けやすい状態ですので、たとえば、テレビ番組などを見ながら、その登場キャラクターに本気でなりきれる感じは、スローα波らしい行動と言えるものです。そう考えると―「三つ子の魂百まで」と通じることかも知れませんが―他者から植えつけられた何気ない思考や態度が、知らず知らずのうちに大きな影響を及ぼす可能性も考えられるでしょう。

◎その他の事例

【事例三】

指圧、マッサージ、エステ、メイクアップ、ヘアーカットなどの現場で、施術者とクライアントの脳波を同時に計測したところ、施術者が強いα波を出すと、クライアントのα波も強まりやすくなることが観察されています。

この現象については、施術者の強いα波状態における手技が、クライアントの「癒やされ感」や「心地よさ」などを誘発し、クライアントのα波を強める結果に至るのではないかと推測しています。

【事例四】
カウンセリングの現場で、カウンセラーのα波とクライアントのα波がシンクロすると、コミュニケーションが円滑に進むことが観察されています。

他にも色々な事例がありますが、施術やカウンセリングに限らず、親、上司、先生、監督など、強めの影響を与える立場の人がα波を強化すると、子供、部下、生徒、選手などと、より良い関係を作りやすくなることをあらわしているのかも知れません。

◎脳波と瞑想

もう一つ、脳波といえば瞑想、メンタルトレーニングといえば瞑想というように、脳波とメンタルトレーニングのどちらとも関連が深い、瞑想についてもまとめておきましょう。ただし、本格的な瞑想となると、話が大きすぎて私ごときが語れる範疇を超えてしまいますので、今時の瞑想としてビジネスの現場でも使われることが多い、「マインドフルネス」との関連を中心に話を進めていきます。要するに、あくまでも現世利益を目的とした瞑想ということです。

◎調身・調息・調心

マインドフルネスとは、瞑想などで得られる心的状態、および、その状態を得るための方法をあらわしているようです。この後の説明でマインドフルネス瞑想という言葉も出てきますが、瞑想に限らず、色々な方法を通じてマインドフルな状態を作ることができると言われているので、マインドフルネス瞑想とは、マインドフルな状態を得るための一手段ということになろうかと思います。

瞑想の要素を大きく分けると、「調身」、「調息」、「調心」の三種類で、それぞれMWTでも導入している内容です。簡単に説明しておきましょう。

「調身」とは、姿勢を整えることであり、MWTの「深めにイスに腰をかけて、背筋を伸ばし、肩の力を抜き」と同じものです。姿勢を整える目的は、背筋を伸ばすことで胸郭が広がり、肺と横隔膜を大きく動かした深い呼吸をおこないやすくするためでもあります。シンプルに、胸式呼吸ではなく腹式呼吸のためという理解で結構です。

「調息」とは、呼吸を整えることであり、MWTの「大きくゆっくりとおこなう三回の深呼吸」と同じものです。呼吸に関しては、息を吸う時に緊張や興奮の交感神経が、息を吐く時に安静やリラックスの副交感神経が働きやすくなるため、息を吐く時間を（吸う時間よりも）長くすると、リラックスした状態を作りやすくなります。

「調心」とは、心を整えることですが、ここで、瞑想の特徴である「注意」の使い方が登場します。今この瞬間の「注意」をコントロールするもので、次の三種類があります。

一つ目は「フォーカスアテンション」で、「止瞑想」、「集中瞑想」、「サマタ瞑想」なども呼ばれるものです。たとえば、呼吸に注意を集中する「数息観」、蝋燭の炎に注意を集中する「ろうそく瞑想」などが該当しますが、五感を一点に集めることで雑念のない状態を作り、時に乱れそうになる心に気づいて（これがマインドフルな状態）呼吸や炎に注意を戻すことを繰り返しながら、注意力や集中力を持続できるように訓練します。

二つ目は「オープンモニタリング」で、「リセプティブ瞑想」、「マインドフルネス瞑想」、「観（察）瞑想」、「気づきの瞑想」、「ヴィパッサナー瞑想」など色々な呼び方があるようです。これは、呼吸などの特定の対象に注意を向けるのではなく、心に浮かんでは消えていくイメージや思考を客観的に観察する訓練で、時には、頭の中で実況中継しながら実践することもあります。ここで重要なのは、五感を覚醒させた状態で注意を分割し、必要に応じて注意を切り替えながら多くの気づきを得ること（これがマインドフルな状態）。フォーカスアテンションとは真逆ですが、その結果、俯瞰的な視点のメタ認知や、クリエイティビティが発揮されるようです。

三つ目は「ラビングカインドネス」で、「思いやりの瞑想」、「共感の瞑想」、「慈悲（と慈愛）の瞑想」などと呼ばれることもあります。具体的には、身近にいる人を思い浮かべることから始めて、少しずつイメージを広げていき、最終的には、辛い境遇や苦しい状況にある世界中の人々を思いやりながら（思いを遣る＝届ける）心の中で寄り添います。その結果、他者に対する無私の共感に心を集中させる過程で、ストレスが軽減されること、また、利他的な態度が養われるにつれて、幸福感や満足感が高まることなどが報告されています。

◎DMNが立ち上がる

フォーカスアテンション（FA：focused attention）とオープンモニタリング（OM：open monitoring）を比較すると、前者では拡散する思考を抑制しようとしますが、後者ではあえて抑制しようとはしないという違いがあります。そして、この違いが、次に説明するデフォルトモードネットワーク（DMN：default mode network）の活性度に差異をもたらすようなのです。

ＤＭＮは、「特定の活動をしていない安静時の脳活動の大半を占めており、複数の領域で構成されたネットワークが協調的に活動している状態」などと説明されます。もしくは、これから起こり得る出来事に備えて、脳がスタンバイをしている状態と言えば分かりやすいでしょうか。この状態が活性化されると、無意識領域まで含めた意識（記憶）全体がつながりやすくなり、創造性が高まるのだそうです。

繰り返しになりますが、DMN活性化の条件は、「特定の活動をしていない安静時」ですので、言い替えると、特定の対象に注意を向けていない状態です。したがって、FAとOMのうち、DMNが活性化しやすいのは、ボトムアップ型のOMであり、トップダウン型のFAでは、むしろ不活性化するという報告もあります。ここから、アイディアやヒラメキは、OMの時に生まれやすいことが分かるでしょう。

◎脳波との関連

FAとOMを脳波の観点から整理してみようと思います。脳波の説明が分からない時は（表18）を参照してください。

FAでは、五感を一点に集中して、雑念をなくすことでリラックス状態に入りやすくなると言われていますが、基本的には意識的に集中している状態ですので、ミッドα波が中心＋ファストα波の状態にあてはまります。FAをおこなうと、前頭前野が活性化するという報告もありますし、意識が分散しないように集中を維持するという意味でも、β波が強まらないように、α波を保ち続ける訓練という言い方ができるかも知れませんː（意識分散が少なく集中維持傾向が強いほどミッドα波寄り、意識分散が多く集中維持傾向が弱いほどファストα波寄り）。

ＯＭでは、心に浮かぶイメージや思考を制御せず、それらを客観視することで気づきを高めるという点から、リラックスかつイメージに集中したミッドα波の状態にあてはまります。また、ＯＭをおこなうと、扁桃体や島皮質が活性化して共感力が高まるという報告もあることから、瞑想が深まるにつれて周波数は下がり、スローα波寄りに変わるものと思われます（基本的にはミッドα波とスローα波が拮抗した状態）。

ちなみに、ＦＡとＯＭは、別々に実践することも、ＦＡ→ＯＭのように一連の流れとして実践することもあるようです。

◎医療分野への応用

最後に、マインドフルネスが医学との関連で注目されるようになった経緯を紹介しておきましょう。

一九七九年、マサチューセッツ医科大学のジョン・カバット・ジンが、「マインドフルネスに基づくストレス軽減法（MBSR：mindfulness-based stress reduction）」というプログラムを開発しました。カバット・ジンは、禅やヨガの瞑想体験をもとに、宗教色を排したプログラムとしてまとめたため、その実践方法はMWTとほぼ同じです。

MBSRでは八週間の訓練をおこないますが、その実践を通じて、慢性的な痛みやストレスの軽減に対する効果と、ニューロプラスティシティー（neuroplasticity：脳の可塑性）における変化が確認されました（脳の構造が変化したということ）。

その後も、MBSRや類似の手法により、うつ病の再発防止、不安障害・パニック障害など心理的疾患の緩和、燃え尽き症候群など心理的問題の改善、高齢者の孤独感など社会的ストレスの軽減、皮膚炎や過敏性腸症候群などストレスが原因と成り得る疾患の症状軽減に効果が確認されています。

こうした成果が注目されてMBSRは世界に広まり、日本でもマインドフルネスという名称で頻繁に耳にするようになりました。（表19）にマインドフルネス訓練の一例を紹介しておきます。

① 背筋を伸ばした安定した姿勢で座り、両手を太ももの上に置くか、掌を上にして体の前で重ねる。

② 視線を落とすか、目を閉じる（どちらでも可、自分にしっくりくるほう）。

③ 自分の呼吸に注意を払い、身体全体をめぐる呼吸の動きを追う。

④ 空気が鼻や口を出入りする際の腹部のあたりの感覚を意識する。呼吸は一日中（生まれて以来ずっと）してきたわけだが、ここでは自分の呼吸だけに気をつける。

⑤ 呼吸の影響を受ける身体の部分を１つ選び、注意をそこに集中する。呼吸そのものではなく、集中をコントロールする。

⑥ 注意がそれるのに気づいたら（そうなるのが普通だ）、注意を自分の呼吸へと戻す。

⑦ 5～10 分後、注意集中からモニタリングに切り替える。自分の心を大空と見なし、思考と感情、感覚を流れる雲と見なす。

⑧ 呼吸とともに全身の動きを感じる。自分の感覚を受け止め、いま起きていることに気をつけ、体験の質の変化に注意を払う。音、匂い、そよ風の愛撫……思考。

⑨ 約 5 分後、視線を上げるか目を開く。

(表19) 出典：別冊日経サイエンスno.207　心を探る 記憶と知覚の脳科学134ページ

目を通せば分かると思いますが、⑥までがＦＡ、⑦⑧がＯＭです。ここにイメージングを加えることもありますが、典型的なメンタルトレーニングプログラムと言えるでしょう。

マインドフルネスに、「レーズンエクササイズ」というプログラムがあります。一粒のレーズンを、五感（視覚、触覚、嗅覚、聴覚、味覚）を総動員して堪能するという内容ですが、その状態が、まさにマインドフルネスであり、ＭＷＴの「おいしそう、おいしい、おいしかった」に相当するものです。それに加えて、朝と夜の思い方の練習を習慣化すれば、マインドフルな状態で一日を過ごすことができます。

この章では脳波の話を中心にまとめてきましたが、その面白みが少しでも伝わりましたでしょうか。脳波を測れば、具体的な変化や成果を視覚的に確認することもできますので、もし環境が許せば、日頃のトレーニングの一環として、脳波測定を取り入れてください。

コラム⑯　フロー＝高レベルの（リラックス＋集中＋覚醒）

フローの定義は、「時間を忘れて没頭（没入）した状態」、「予想と現実の誤差がなく自分と世界が一体化したような状態」、簡単に言えば、雑念のない超集中状態というところでしょうか。なお、ここでのフローにはゾーンの意味も含めています。

フローと脳波の関係については、一般論として、今のところ明確な答えが出ていません。アルファテック７でも、複数の周波数の組み合わせで評価できそうな気もしますが、今後の検証が必要です。

ちなみに、フローと呼ばれる状態を科学研究の俎上に載せたのは、スイスの地質学者アルベルト・ハイムで、１８９２年のことと言われています。

その後の１９７９年、アメリカの心理学者ミハイ・チクセントミハイ（出身はハンガリー）が、正式にフローという概念を提唱しました。当時は、心理学における幸せの第一形態「快楽（五感を通じた気持ちよさ・心地よさ）」、第二形態「意味（生きがい・自己実現）」に続く、第三形態「没頭・没入」として、幸福研究の中で語られ始めます。チクセントミハイは、何らかの行為に没頭するだけで、人が幸せや喜びを感じやすくなることを発見したわけですが、この時点では、必ずしも今日において語られるような能力発揮の概念ではありませんでした。

1990年代以降は、エクストリームスポーツの隆盛や、計測装置の開発および分析技術の進展に合わせて、能力発揮という観点からのフロー研究が本格化します。今はまだ、漠然とした意味で語られることの多いフローですが、近い将来、より具体的な数値や物質をもとに解釈できる日がくるかも知れません。

コラム⑰　想像するちから

瞑想やメンタルトレーニングでは、「注意」の使い方が重要と言いましたが、それと関連しそうな事例を一つ紹介します。参考文献は、松沢哲郎「想像するちから　チンパンジーが教えてくれた人間の心」です。

二〇〇六年、霊長類研究所のレオというチンパンジーが急性脊髄炎にかかり、首から下が麻痺してしまいます。その後の懸命の看護により一命を取り留めたものの、寝たきり状態でまったく動けなかったため、腰やひざの皮膚が破れ、膿み、骨がむき出しになるほどの床ずれになりました。体重も五七キロから三五キロに減少した姿を見て、松沢氏は、「もしこれが自分だったら、とても我慢できないだろう。痛みの辛さに耐えられないのではない。将来に対する希望が持てず、ただ絶望感にさいなまれるだろう」と思ったそうです。

同じ状態に陥れば、絶望的な気持ちになる人は確かに多いかも知れません。しかしながら、その後もレオは、人にいたずらを仕掛けて遊ぶなど、病気の前とまったく変わる様子がなかったと書かれています。松沢氏は、その理由が、チンパンジーと人の間に存在する、時間（と空間）の広がりの違いにあるのではないかと分析していて、チンパンジーは、「今ここの世界」を生きているから過去にも未来にも絶望しない。それに対して人は、過去も未来も想像できるがゆえに、かえって絶望してしまう。

「ここではないどこか（マインドレスネス）」よりも、「今ここ（マインドフルネス）」が大事というのは、これまでにも述べてきたことですが、時間（と空間）の広がり方には、言葉を持つか持たないかの違いが大きく影響しているように私は思います。言葉が大事なのは当然としつつ、言葉から離れることも瞑想およびメンタルトレーニングの役割ですので、その必要性を再認識できる事例と言えるかも知れません。

松沢氏の著書では、人は容易に絶望してしまう一方、未来を想像できるからこそ、どんな過酷な状況でも希望を持てる、つまり、「想像するちから」を駆使して希望を作り出せるのも人なのだと結ばれています。MWTにも通じる発想で、人生は自分次第、脳力次第というところでしょうか。The best things in life are free.

《メンタルトレーナーを目指す人へ⑫》想像力

想像力。ベタですが、トレーナーに欠かせない能力の一つだと思います。

指導現場では、答えの分からない課題が次から次へとあらわれるため、経験豊富なトレーナーといえども、（最善の方法を模索し続ける限り）その課題から解放されることは決してありません。

そういう状況の中で、客観性を保つためのデータを最大限に活用しながら、答えと思しきものを模索する努力が続くわけですが、そこで問われるのが、経験と知識を総動員した、総合力としての想像力です。

正しく状態を把握するからこそ、適切なトレーニングを提供できるわけで、そのためにも、外から見えることをヒントに、外から見えないことを想像力で補う必要があります。これは、知識を増やすことと、自分で考えることを続けた先に少しずつ手に入れられる、経験値としての能力と言えるでしょう。

そうした試行錯誤を繰り返すことで、誰かと同じ話をしても誰とも同じではない、自分だけのオリジナルを伝えられるようになるのだと思います。

終章

〜 振り返りをかねて

Mental
Wellness
Training

最後に、簡単な振り返りをして終わろうと思います。

ＭＷＴとは、「期待感と満足感の反射形成」を目指すトレーニングでした。そして、ここでの期待感とは、満足感を得られることに対する期待感であることから、大本は満足、それも主観的な満足＝自分自身が満足できるかどうかが重要と繰り返し述べてきました。

これは、脳の構造（三層構造）からも言えることで、主観的な満足を感じるほど、大脳新皮質の活性化を通じて、前向きなチャレンジに満ちた人生を送れるようになります。脳力に置き換えると、脳力①健康維持力・自然治癒力、脳力②能力発揮態勢が先行して、脳力③闘争・逃走態勢が必要最小限に止まる状態です。神経伝達物質（ホルモン）では、ドーパミン、セロトニン、ノルアドレナリンが、それらの状態と大きく関わっていました。

トレーニングとしては、テンポ１１６のリズム運動、「段階的リラクセーション法」、「自律訓練法」などを紹介しましたが、これらはすべて、「期待感と満足感の反射形成」のために採用したトレーニングです。そして、もう一つ欠かせないのが、生活習慣としての「思い方の練習」でした。日々の積み重ねによって脳が育まれる事実は、可塑性という特性が脳に備わっている以上、この先も変わることはありません。

たとえば、食事。本文でも少し説明しましたが、食事とは、文字や数値であらわされる〝何か〟を摂るだけの行為ではないはずです。もしも〝記号〟が重要なら、糖と脂ばかりで構成された、とめどない欲望を刺激する食物など完全に避けた方が身のためだと思いますが、それで本当に良いのかどうか。それでは失われてしまうものがある気がしますし、栄養バランスだけは完璧な食事を、強い孤独感を感じながら摂取している人が、はたして健康でいられるのかどうかも疑問です。

また、日々生起する複雑な感情を無視して、単純な感情表現に終始する人に、セルフコントロール能力が備わることはありません。自分は緊張しないと思い込んでいる人の中には、緊張する場面を避けることで、（緊張しようがないから）緊張せずにいられる人がいるのも事実です。

人は、自分のことを理解する程度にしか、他者を理解することはできないと言われるように、自分に対する理解が浅いうちは、他者を理解する能力もなかなか育ちにくいでしょう。ただし、自分と向き合うことは、それはそれで骨が折れる作業だとも思いますので、ありのままの自分を受け入れる準備のためにも、大脳新皮質を活性化させる「思い方の練習」を日々継続するようにしてください。

とはいえ、どうしても満足感が作動しない瞬間もあるかも知れません。そういう時は、「まぁいいか」、「なんとかなる」、「よくなる」、「きっとよくなる」という言葉を使って、ひとまずネガティブループから抜け出すのも一つの方法です。そうこうするうちに、「どんなに重い気持ちも眠ればリセットできる」ような素晴らしい脳力が発揮されるようになります。順風満帆な時は疎かにしがちですが、苦しい場面でこそ日頃の成果が問われるものですので、継続は力なりを信じてコツコツ実践すると良いでしょう。

さて、なかなか書くタイミングが見つからなかったため、こんな場所ですが、最後に一つだけ補足しておきます。

息を吸いながら「よかった」、息を吐きながら「ありがとう」の呼吸について、日課のような日々のコンディショニング（調整）を目的として実践するのであれば、普段通りの何気ない呼吸とともにおこなうと効果的です。繰り返すうちに、息を吸う動作と「よかった」と満足を感じるＡ10の活性化が条件づけされ、さらに、息を吐く動作と「ありがとう」と満足を表現するＡ９の活性化が条件づけされます。その結果、普通に呼吸をするだけで、自動的に「よかった」、「ありがとう」のコンディショニングが実行されるというロジックです。

一方、トレーニングを目的として実践するのであれば、少なくとも深呼吸とともにおこなうようにしてください。トレーニングとは、重要な局面で脳力を発揮しやすくするための準備を意味していますが、いわゆる「ルーティン」という表現を使う方が理解しやすいかも知れません。トレーニングを通じてルーティンを構築するには、強めの刺激が欲しいので、何気なくではなく「あえて」やる感じで、多少おおげさな動作とともに繰り返すと効果的でしょう。

ここから、就寝時の「よかった」、「ありがとう」はコンディショニング、起床時の伸びをしながら「よく寝た」、「いい気持ち」、「今日もいいことがある」はトレーニングに分類されるわけですが、この違いは分かりますよね？

コラム⑱ グループダイナミクス

２０２１年度～公立小学校の少人数教育（上限35人学級）がスタートしました。今後２０２５年度にかけて、全学年が少人数クラスに変わる予定です。ただし、色々な研究結果を総合すると、（少人数教育ではない場合と比較して）少人数教育そのものには、認知能力にも非認知能力にも「効果なし」との結論が出ています。なぜでしょうか？

よく使われる回答は、「ピア効果」が失われるからというものです。

Wikipediaには、「ピア（peer）とは仲間、同級生、同僚、地位・能力などが同等の者という意味を持つ単語」、そして、「ピア効果とは意識や能力の高い集団の中に身を置くことで、切磋琢磨しお互いを高め合う効果のこと」と書かれています。

たとえば、クラスの人数が多いほど、学力が高いクラスメートや運動が得意なクラスメート、はたまた、リーダータイプやフォロワータイプなど、色々な個性を持つ他者と出会う確率が高まり、彼（女）らの考え方や行動に触れる機会も増えるものです。そうした、人格形成にも寄与する、身近な他者からの経験が減少すると言われながら、なぜ、少人数教育を求める声が絶えないのでしょうか？

私も一応かれこれ20年ほど学校の授業を担当してきましたので、その経験も含めて回答すると、少人数だと授業運営がラク＝先生の負担が軽くなる面は、やはり大きいと言われています。そもそものところ、少人数教育を強く主張するのは、子供ではなく大人のはずですから、そういう意味でも、理由は大人の側にあるということなのでしょう。

「ラク」という表現を、もう少し積極的な言葉に置き換えると、一クラスあたりの生徒数が減れば、生徒一人一人に対して、よりきめ細かく対応できるはずですから、その点ではプラスの効果が生まれると思います。でも、そこで子供がより多く得られるものは、あくまでも先生（大人）からの学びです。一方、先ほどのピア効果とは同級生からの学びで、先生からの学びの増加と、同級生からの学びの減少を足し合わせると、ほとんどプラスにならないというのが少人数教育の実態と言われています。

そこで、ピア効果を維持しつつ、先生の負担を減らしながら、さらにきめ細かい対応も可能にする解決策の一つが、複数担任制とでも呼ぶのでしょうか、複数の先生で一つの授業を担当する形式です。

たとえば、一つの教室に二人の先生がいる場面を想像すると分かりやすいと思いますが、実質的に少人数クラスと同じ状況を作り出せています。ただし、この形式は、どうも先生からの人気がないらしく、理由の一つは、教室という聖域…要は自分の授業を見（続け）られるのが嫌という面もあるとか（ないとか）…まぁ分からなくもありませんが…。

MWT協会でも、ウェルネストレーニング教室というフランチャイズシステムを展開しており、基本的にはグループレッスンを推奨しています。もちろん、私たちの「ピア効果」のためにも、各人の考え方は最大限尊重されるべきだと思いますので、ひとまずここで言いたいのは、やむを得ない事情がある場合を除いて、グループでレッスンすることの効果は、（大人が）思っているよりも大きいかも知れないということです。

《メンタルトレーナーを目指す人へ⑬》自由への考え方

自由がある方がラクですか？ 自由がない方がラクですか？

あと一〇年くらい経つと、オンラインの会議や授業は、かなりリアルに近い形で開催できるようになるのではないかと（ある程度の期待も込めて）予想していますが、実際にオンライン授業の経験がある先生方に感想を尋ねてみると、生徒の反応を気にせず、自分のペースで進められるからやりやすいというものもあれば、生徒とやりとりしながら授業を作りたいのに、それができないから物足りないというものもありました。

今のところ私は、ウェビナーのみ経験あり、オンライン授業の経験なしですが、対面式とくらべると、まだまだ不便に感じるところが多いです。

さて、決めたことを決めた通りに実行するのを好む人もいれば、アドリブ的に対応するのを好む人もいて、その辺りの違いを「ひきこもり」研究から考察したのが、井出草平「ひきこもりの社会学」です。

同書の中で、中高生のひきこもりと大学生のひきこもりは、典型的な型（タイプ）が異なると指摘されています。

大多数の中学・高校では、クラスごとに教室が与えられ、担任が指定され、基本的な時間割も最初から固定されているはずです。年間の行事もおおむね決められていて、参加するかしないかの選択権が生徒側にはないのも、おおよそ一般的なことでしょう。「いや、生徒側の自治組織〝生徒会〟があるのでは？」という声も聞こえてくるかも知れませんが、ルールを大幅に変えたり作ったりするほど機能している生徒会は、それほど多くないと思います。

すると、ある程度は強制的にクラスメートと共同作業をする機会が生じて、そのおかげで（仮に社交的でなくても）なんとなくコミュニケーションが取れてしまうのが、中・

高によく見られる環境ではないでしょうか。

それに対して大学では、クラスごとの教室はなく、担任はおらず、時間割も必修科目と選択科目に分かれているため、半分くらいの授業は自分で選ばないといけません。年間の行事も決められてはいますが、参加するかどうかの判断が学生側に委ねられている場合も多く、たとえば学園祭に出店しようとしても、サークルなどの団体に所属していない限り、なかなかハードルが高い気もします（責任者を引き受けてくださる教授を自力で探さなくてはいけないとか←経験談）。

すると、ある程度は自分からコミュニケーションを取りにいく行動力が必要で、それが本気で苦手だと、孤立してしまう危険性もあります。

「ひとりで気楽じゃん」、「人間関係のわずらわしさがなくていい」と（強がりでも卑屈でもなく）思う人もいるかも知れませんが、本当にそうでしょうか。そういう人は、ひとりでいることも友達といることも選択できる状況で、あえて、ひとりでいることを選ぶ場合の話をしているのではないでしょうか。

ここまでの内容を踏まえると、中・高と大学では、環境が大きく異なることに気づかれると思います。

中・高では、先ほど述べた以外にも色々な縛りがあるため、制約を与えられた状況でもストレスなく（むしろその方が安心して）過ごせる人ほど環境になじみやすい。逆に言えば、それらに強い窮屈さを感じるタイプが「ひきこもり」（本の中では「拘束型」と分類）になりやすい。一方、大学では、高校までは空気のように存在していた〝拘束〟が消え、いきなりあらわれた〝自由〟に強い不安を感じるタイプが「ひきこもり」（「開放型」と分類）になりやすいと書かれています。

やっかいなのは、「開放型」を高校時代には見つけにくいことです。なぜなら、「開放型」は高校までの環境に強い親和性を示して、傍目から見れば優等生的に過ごせていたのが、大学に入ると突如、不適応を訴えるようになるから。

冒頭の話に戻りますが、社会人でも、ルーティンな働き方を好む人もいれば、クリエイティブな働き方を好む人もいますから、この辺りは地続きの話なのでしょう。この内容に関連して気になる次の話題は、「マインドセット」かも知れません。才能と努力のどちらを重視するか、その考え方が行動にどのような影響を及ぼすか。フィックストマインドセットとグロースマインドセットの違いですが、興味がある人は、キャロル・S・ドゥエック「マインドセット　やればできる！の研究」で確かめてください。

おわりに

本書の執筆を始めたのは二〇二二年のお盆の頃。原稿の完成が一二月上旬くらいですから、およそ四か月をかけて書きました。書き手としての自己評価は、短～中距離タイプで、長く書くより短く書く方が得意。テーマを絞り、情報を圧縮して、二千～三千字にまとめるのが最もやりやすいので、一冊の本のような、全体の構成を考えながら文章を書いていくのは正直かなり苦労しました。

それでも今回は、株式会社脳力開発研究所（一九八三年創業）の四〇周年と、一般社団法人メンタルウェルネストレーニング協会（二〇一三年創業）の一〇周年に合わせ、これまでの歩みを今の視点で形に残そうと決めて書き始めたので、どうにか書き上げることができたように思います。もし全体の構成に甘い点などがあるとすれば、ひとえに私の力不足が原因ですので、皆様の読書力で補っていただけますと幸いです。

色々な現場でメンタルトレーニングの話をする機会があるため、たまには「メンタルトレーニングって本当に効果があるの？」と質問されることもありますが、そういう時は「ある」と明確に答えています。もちろん、どのレベルの変化に対して効果ありと認識するかは人によりけりだと思いますが、でも、単純に効果があるかどうかを問われれば、一般論としても「ある」と答えるのが正解だと思います。なぜかと言うと、メンタルトレーニングは（少なくともＭＷＴは）私がゼロから作り上げたものではないからです。

ＭＷＴの中にも、段階的リラクセーション法や自律訓練法をアレンジしたトレーニングがありますが、それらはどちらも、世界各地で効果が確認されてきた方法であり、ゆえに、個人がどう思おうと関係なく、歴史が効果を実証しているものです。瞑想に関しても、どういう効果があるのかを問うことは、これからも価値があると思いますが、効果があるのかないのかを問うことは、もはや個人が判断する段階ではないように思います。いずれにしても、歴史に答えを求めれば十分でしょう。

そもそも、本当の基礎研究から始めるメンタルトレーナーなど皆無に等しいですから（そんなことに手間をかけるより、既存の理論を使いながら指導する方が稼げます）、仮にオリジナルをアピールするトレーニングがあったとしても、要素分解すれば、ほぼ一〇〇％これまで築き上げられてきた方法の枝分かれにすぎません。そういう意味では、〝新しい〟メンタルトレーニングなど誰でも作れるものなのです。

したがって、オリジナルとか新しいとか、そんなことを誇るよりも、トレーナーとして重要なのは－コラムにも書いてきた通り－クライアントの状態を正確に把握できるかどうか、それにもとづいて最適なトレーニングを提案できるかどうかにあります。トレーニングへの理解度を深めていくのも、そのために必要なステップと言えるでしょう。

本書では、ＭＷＴの全体像を説明することに主眼を置いてきました。ＭＷＴ協会の主催講座としては基礎課程認定講座の構成に近いと思いますが、基礎課程認定講座はトレーニングの実践者に向けた内容を中心に作られています。

一方、ＭＷＴ２級以上の講座は主に指導者向けで、指導者２級資格認定講座↓指導者１級資格認定講座↓インストラクター資格認定講座とステップアップしていくプログラムです。それぞれの講座に独立したテーマがあるため、すべてを理解するには時間がかかるかも知れませんが、超格安な認定者向けの再受講料などを活用すれば、いずれは解決できる課題であろうと思います。何であれ、本気で何かを身につけようとすれば、それ相応の時間がかかるものですしね。

最後になりますが、メンタルトレーニングは、その名が示す通りトレーニングであり、実践ありきの内容です。フィジカルトレーニングの効果的な方法を、どれだけ聴講しても見学しても、実践しなければ何も変わらないのと同じように、メンタルトレーニングにも実践が欠かせません。したがって、本書で紹介したトレーニングの中に、これならできそう、これが印象に残っているというものがあれば、そこから始めてみてください。そして、より詳しく学びたい、もしくは、トレーナーの勉強もしてみたいと思う時がくれば、講座などに足を運んでいただけますと幸いです。

長い話にお付き合いくださり、ありがとうございました。

2023年2月3日

住友大我

《参考文献》

イチロー・カワチ『命の格差は止められるか　ハーバード日本人教授の、世界が注目する授業』小学館101新書／二〇一三年
岸浩児『ちゃうねん。そうじゃないねん。目がうまく使えてなかっただけやねん！』エコー出版／二〇二一年
日本スポーツ心理学会『スポーツ心理学事典』大修館書店／二〇〇八年
日本スポーツ心理学会『スポーツメンタルトレーニング教本（三訂版）』大修館書店／二〇一六年
河合隼雄『中空構造日本の深層』中央公論新社／一九九九年
池谷裕二『自分では気づかない、ココロの盲点 完全版 本当の自分を知る練習問題80』講談社／二〇一五年
紺野大地・池谷裕二『脳と人工知能をつないだら、人間の能力はどこまで拡張できるのか 脳AI融合の最前線』講談社／二〇二一年
茂木健一郎『クオリアと人工意識』講談社／二〇二〇年
平野啓一郎『私とは何か 「個人」から「分人」へ』講談社／二〇一二年
入山章栄『世界標準の経営理論』ダイヤモンド社／二〇二〇年
長尾達也『小論文を学ぶ　知の構築のために』山川出版社／二〇〇一年

有田秀穂『セロトニン欠乏脳　キレる脳・鬱の脳をきたえ直す』ＮＨＫ出版／二〇〇三年

松村浩道『対人関係のイライラは医学的に9割解消できる』マイナビ出版／二〇一六年

志賀一雅×有田秀穂『脳内物質の不思議 ドーパミンとセロトニン 脳研究～2つの視点を通して』Ｅ-ＰＬＵＳ α（ｖｏｌ・2）／二〇一〇年

片岡慎介『ツキを呼ぶ魔法の音楽　絶対テンポ１１６』ビジネス社／二〇〇四年

ＮＨＫサイエンスＺＥＲＯ取材班＋上田泰己『時計遺伝子の正体』ＮＨＫ出版／二〇一一年

粂和彦『時間の分子生物学　時計と睡眠の遺伝子』講談社／二〇〇三年

立花隆『脳死』中央公論新社／一九八八年

佐々木雄二『自律訓練法の実際　心身の健康のために』創元社／一九七六年

乾敏郎『感情とはそもそも何なのか　現代科学で読み解く感情のしくみと障害』ミネルヴァ書房／二〇一八年

松山大耕『ビジネスＺＥＮ入門』講談社／二〇一六年

梅原勇樹・苅田章『ＮＨＫスペシャル　超常現象　科学者たちの挑戦』ＮＨＫ出版／二〇一四年

南章行『好きなことしか本気になれない。人生１００年時代のサバイバル仕事術』ディスカヴァー・トゥエンティワン／二〇一九年

ヨラム・バウマン『この世で一番おもしろいミクロ経済学　誰もが合理的な人間になれるかもしれない16講』ダイヤモンド社／二〇一一年

ニコラス・A・クリスタキス　ジェイムズ・H・ファウラー『つながり 社会的ネットワークの驚くべき力』講談社／二〇一〇年
佐々木俊尚『「当事者」の時代』光文社／二〇一二年
宮本省三『脳のなかの身体　認知運動療法の挑戦』講談社／二〇〇八年
ノーバート・ウィーナー『人間機械論　人間の人間的な利用（第2版）』みすず書房／二〇一四年
サミュエル・スマイルズ『西国立志編』『自助論』／一八五九年
飯田泰之『NHKラジオビジネス塾　思考をみがく経済学』NHK出版／二〇一四年
志賀一雅『神さまの周波数とシンクロする方法』株式会社ビオ・マガジン／二〇二二年
志賀一雅『［新装版］奇跡の［地球共鳴波動7.8Hz］のすべて』ヒカルランド／二〇二二年
志賀一雅『奇跡の《地球共鳴波動7.8Hz》ハーモニクス』ヒカルランド／二〇二二年
川上全龍・石川善樹『世界中のトップエリートが集う禅の教室』角川書店／二〇一六年
熊野宏昭『瞑想と意識の探求 一人ひとりの日本的マインドフルネスに向けて』サンガ新社／二〇二二年
蓑輪顕量『仏典とマインドフルネス　負の反応とその対処法』臨川書店／二〇二一年
J・カバットジン『マインドフルネスストレス低減法』北大路書房／二〇〇七年
日経サイエンス編集部『心を探る（別冊日経サイエンス207）』日本経済新聞出版社／二〇一五年
三宅陽一郎『人工知能が「生命」になるとき』PLANETS／二〇二〇年

M・チクセントミハイ『フロー体験 喜びの現象学』世界思想社／一九九六年
スティーヴン・コトラー『超人の秘密：エクストリームスポーツとフロー体験』早川書房／二〇一五年
松沢哲郎『想像するちから　チンパンジーが教えてくれた人間の心』岩波書店／二〇一一年
サン・テグジュペリ『星の王子さま』／一九四三年
中竹竜二『新版 リーダーシップからフォロワーシップへ　カリスマリーダー不要の組織づくりとは』CCCメディアハウス／二〇一八年
井出草平『ひきこもりの社会学』世界思想社／二〇〇七年
キャロル・S・ドゥエック『マインドセット　やればできる！の研究』草思社／二〇一六年
浦谷裕樹・住友大我『メンタルウェルネストレーニングのすすめ』エコー出版／二〇一一年

MWT 協会主催　各種講座・イベント情報

メンタルウェルネストレーニング 資格認定講座

「メンタルウェルネストレーニング（MWT）」は、「問題が起こる前に自力で予防する」新しい形のメンタルケアです。メンタル改善・向上に効果的なトレーニング法として体系化され、トレーニングの個人使用から、指導プログラムを用いた教室運営に至るまで、目的に合わせた資格の取得が可能な認定講座を開催しています。

基礎的なメンタルトレーニング法を学んで自分自身の生活に取り入れたい

メンタルウェルネストレーニング 基礎課程認定講座

講座時間	3時間
受講対象	一般：初めての方も受講可能 ／再受講者　※ DVD で学べる通信教材も販売中

家庭や所属団体内で活用できる MWT のノウハウを学んで指導したい

メンタルウェルネストレーニング 指導者2級資格認定講座

講座時間	7時間（昼食休憩1時間含）
受講対象	一般：初めての方も受講可能 ／再受講者　※ 資格認定は、申請者のみ任意。

MWT のノウハウを活用した個別指導や勉強会・講座などを開催したい

メンタルウェルネストレーニング 指導者1級資格認定講座

講座時間	2日間　1日目：5.5時間（講座後懇親会）／ 2日目：8.5時間（昼食休憩1時間含）
受講対象	指導者2級資格認定者／再受講者

継続的にトレーニングができる教室やサークル等を指導・運営していきたい

メンタルウェルネストレーニング インストラクター資格認定講座

講座時間	7時間（昼食休憩1時間含）
受講対象	指導者1級資格認定者（法人正会員登録の所属者）／再受講者

ビジョントレーニング 資格認定講座

「ビジョントレーニング」は、視覚機能をはじめ身体の様々な感覚機能を向上させるトレーニングとして、子どもの発達やスポーツの分野などで注目されています。その理論と実践方法、指導ノウハウをお伝えし、トレーニングの個人使用から、指導プログラムを用いた教室運営に至るまで、目的に合わせた資格取得が可能な認定講座です。

基礎的なビジョントレーニングを家庭や学校などで活用したい

ビジョントレーニング 指導者2級資格認定講座

【指導者のためのビジョントレーニング勉強会】

❶ **両眼視編**（眼球運動・両眼のチームワーク・ピント合わせ）
❷ **周辺視野・動体視力編**
❸ **感覚統合編**（粗大運動・固有受容・原始反射・前庭システム・目と手の協調性）
❹ **思考編**（視覚思考・論理的思考→記憶、図と地の分化、空間認識）

講座時間	4回プログラム：各3時間
受講対象	一般：初めての方も受講可能 ／再受講者　※ 資格認定は、全4回プログラムを修了した申請者のみ任意。

より深い内容でビジョントレーニングを学びスポーツ指導や教育に活用したい

ビジョントレーニング 指導者1級資格認定講座

講座時間	2日間　1日目：7時間（講座後懇親会）／ 2日目：8時間（昼食休憩1時間含）
受講対象	指導者2級資格認定者／再受講者

継続的にトレーニングができる教室等において指導・運営していきたい

ビジョントレーニング インストラクター資格認定講座

講座時間	2日間　1日目：7時間（講座後懇親会）／ 2日目：8時間（昼食休憩1時間含）
受講対象	指導者1級資格認定者（法人正会員登録の所属者）／再受講者

ニューロフィードバック（脳波）資格認定講座

ニューロフィードバック装置「アルファテック7」を用いた正しい脳波の計測方法を学び、計側データの分析やアドバイス、カウンセリングを行う技術を身に付ける講座です。資格認定により、アルファテック7 の販売代理店として活動することも可能になります。

アルファテック 7 を用いた脳波の計測方法を正しく学びたい

ニューロフィードバック 指導者2級資格認定講座

講座時間	8時間（昼食休憩1時間含）
受講対象	一般：初めての方も受講可能 ／再受講者　※資格認定は、申請者のみ任意。

脳波計測データをより詳細に分析し、研究や事業の中で活用したい

ニューロフィードバック 指導者1級資格認定講座

講座時間	8時間（昼食休憩1時間含）
受講対象	指導者2級資格認定者／再受講者

その他の講座・勉強会

エゴグラム・メンタルチェックのための集中講座

発達支援のためのビジョントレーニング集中講座

アスリートのためのビジョントレーニング集中講座

インターネット開催

- MWT WEB勉強会
- ニューロフィードバック（脳波）勉強会
- 指導者のためのビジョントレーニング フォローミーティング

～脳のコンディショニング・メンタル＆ビジョン～
ウェルネストレーニング教室

総合インフォメーションダイヤル　0120-441-667

● 全国の加盟教室（二〇二三年一月時点）

関東エリア

ウェルネストレーニング教室 杉並校
〒168-0064 東京都杉並区永福 2 丁目 60-7　EST ビル B1
03-5376-0323
info@wellness-suginami.net
https://wellness-suginami.net/

ウェルネストレーニング教室 香取校
〒289-0313 千葉県香取市小見川 812-6 天神ビル 201 号
0478-79-7372
info@wellness-katori.com
https://wellness-katori.com/

中部エリア

イプラスジム福井
〒910-0011 福井県福井市経田 2 丁目 1601 番　1A
0776-37-4655
fukui@eplus-gym.jp
https://eplusjim-fukui.jimdofree.com/

関西エリア

ウェルネストレーニング教室 谷町校
〒542-0012 大阪市中央区谷町 6-4-21　マルタマビル 2F
06-6777-2999
info@wellness-tanimachi.com
https://wellness-tanimachi.com/

イプラスジム千里丘

〒 566-0001 摂津市千里丘 2-12-5 ダカーポ 3 E
06-7507-1319
senrioka@eplus-gym.jp
https://eplusgym-senrioka.com/

九州・沖縄エリア

イプラスジム北九州

〒 802-0022 北九州市小倉北区上富野 3 丁目 13 番 8 号　大商ビル 202 号室
093-512-1100
kyushu@eplus-gym.jp
http://eplusgym-kitakyushu.com/

ボディランゲッジラボ

〒 802-0971 北九州市小倉南区守恒本町 2-8-20 芥川ビル 1 F
080-3186-0664
hayabusa0567@yahoo.co.jp
https://body-language-lab.com/

ウェルネストレーニング教室 熊本校

〒 861-3204 熊本県上益城郡御船町木倉 1131-4
096-200-7875
info@wellness-kumamoto.com
https://wellness-kumamoto.com/

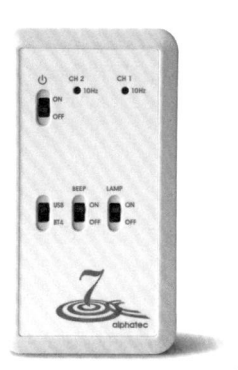

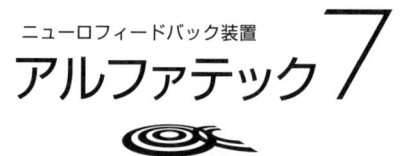

著　者

住友大我（すみとも・たいが）

株式会社 脳力開発研究所 代表取締役 所長
一般社団法人 メンタルウェルネストレーニング協会 会長
平成 20・21 年度 文部科学省委託「専修学校教育重点支援プラン」教育プログラム開発分科会メンバー
平成 27 年度　内閣府モデル事業「地域における女性活躍推進プロジェクト」プログラム開発メンバー
工学博士志賀一雅氏に師事し平成 26 年の第 31 期目より脳力開発研究所の 2 代目の所長に就任
メンタルトレーニングの研究、プログラム作成、教材開発を担当。また、全国の企業や学校において講演や実践指導をおこなう。
青山学院大学国際政治経済学部卒
著書：メンタルウェルネストレーニングのすすめ（共著）
DVD：メンタルウェルネストレーニング基礎課程認定講座
住友大我のマンスリーウェルネストーク（MWT：monthly wellness talk）
https://mentalwellness.jp/monthlywellness/

メンタルトレーニングの思考法

こどもからシルバー、そしてトレーナーまで！
コンディショニングとトレーニングに生かす精神論ゼロの脳波的メンタル術

2023 年 3 月 1 日　　初版　第 1 刷発行

著　　者　住友大我
発 行 者　斉藤義生
一般社団法人メンタルウェルネストレーニング協会
〒 542-0012 大阪府大阪市中央区谷町 7-2-14 サル・ビル
TEL 0120-441-664　FAX 0120-441-699

発 行 元　株式会社エコー出版
〒 196-0033 東京都昭島市東町 1-16-11
TEL 042-524-8181　FAX 042-527-4193

印刷・製本　株式会社ハタ技術研究社

ISBN978-4-910307-31-2　Printed in Japan